A. R. Hari

Wasser - Die Wundertherapie

WASSER

Die Wundertherapie

A. R. Hari

Aus dem Englischen von Susanne Lück

SILBERSCHNUR

FSC
www.fsc.org
MIX
Aus verantwortungs-
vollen Quellen
FSC® C014138

Titel der Originalausgabe: »*Water – A Miracle Therapy*«

ISBN: 978-3-89845-319-6

1. Auflage 2011

Übersetzung: Susanne Lück
Gestaltung & Satz: XPresentation, Güllesheim
Druck: Finidr, s.r.o. Cesky Tesin

Verlag »Die Silberschnur« GmbH · Steinstr. 1 · 56593 Güllesheim
www.silberschnur.de · E-Mail: info@silberschnur.de

Inhalt

Einführung

Die Bedeutung des Wassers für ein langes, gesundes Leben ist schon seit Menschengedenken bekannt. Die alten Inder erklärten Wasser zu einem der fünf natürlichen Elemente, aus denen der menschliche Körper besteht.

Im indischen Heilsystem Ayurveda spielt das Wasser eine zentrale Rolle für die Gesunderhaltung; uns wird genau vorgeschrieben, wie viel Wasser wir auf welche Weise zu uns nehmen sollen. Die moderne Forschung hat mittlerweile auch der westlichen Welt bestätigt, wie exakt diese uralten ayurvedischen Erkenntnisse zutreffen.

Die moderne Gesellschaft weiß unglücklicherweise nur wenig darüber und glaubt stattdessen, jede beliebige Flüssigkeit sei ein Ersatz für Wasser. Die große Mode sind kohlensäurehaltige Getränke, und die meisten ziehen sie dem stillen Wasser vor. Viele Menschen achten sehr darauf, welche Nahrung sie zu sich nehmen, welche Vitamine und Mineralien und wie viele Kalorien diese enthält. Wasser gilt hingegen nicht als sonderlich gesundheitsförderlich. Tatsache ist aber, dass die Menge und Qualität des Wassers, das wir trinken, viel entscheidender ist als die Qualität der Nahrungsmittel, die wir verzehren.

In den letzten 20 Jahren wurde in Japan und Deutschland viel zur Bedeutung des Wassers geforscht. Da der menschliche Körper zu rund 70 Prozent aus Wasser besteht und das Gehirn sogar zu 90 Prozent, ist leicht zu ersehen, warum diese besondere Flüssigkeit so enorm wichtig ist für unser Wohlergehen.

Dieses Buch präsentiert Ihnen die Forschungsergebnisse mehrerer Wissenschaftler aus verschiedenen Ländern. Meine Hoffnung ist, dass meine Leser nach der Lektüre Wasser als den besten Wellness-Drink aller Zeiten erkennen.

Ich bin dankbar für jedes Feedback und alle Erfahrungen, die Sie mit belebtem Wasser machen. Auch Vorschläge zur Verbesserung sind mir stets willkommen.

A. R. Hari

1.

Der Wasserarzt

Dr. Fereydoon Batmanghelidj wurde 1931 im Iran geboren. Er absolvierte sein Medizinstudium am St. Mary's Medical College mit herausragenden Leistungen und arbeitete anschließend als Arzt am St. Mary's Hospital in London.

Von dem Wunsch beseelt, seinem Heimatland zu helfen, kehrte Dr. Batmanghelidj 1978 in den Iran zurück und beteiligte sich am Aufbau eines der größten Klinikzentren des Landes, wo auch die Armen auf unentgeltlicher Basis mit fortschrittlicher medizinischer Ausrüstung behandelt werden sollten.

Zu dieser Zeit herrschten im Iran aber große politische Unruhen, und einige Mitglieder der neuen

Regierung erhoben allerlei Vorwürfe gegen Dr. Batmanghelidj. 1979 wurde er verhaftet und kam als politischer Gefangener ins Gefängnis.
Während seiner Haft entdeckte Dr. Batmanghelidj die wunderbare Heilkraft des Wassers. Diese Entdeckung war es, die seinem ganzen Leben eine neue Richtung verlieh und ihn dazu trieb, die Botschaft vom heilsamen Wasser in aller Welt zu verbreiten.
Eines Nachts wurde im Gefängnis ein Mitgefangener mit schweren Magenschmerzen zu ihm gebracht. Nach einer ersten Untersuchung kam Dr. Batmanghelidj zu dem Ergebnis, dass der Patient an einem Magengeschwür litt. Im Gefängnis gab es jedoch keinerlei Zugang zu Medikamenten, und da ihm nichts anderes zur Verfügung stand, riet Dr. Batmanghelidj dem Mann, zwei Gläser Wasser zu trinken.
Zu seiner eigenen Überraschung berichtete der Patient schon einige Minuten später, er fühle sich viel besser. Daraufhin erhielt er alle 20 Minuten eine weitere Dosis Wasser und konnte nach nur acht Stunden dieser Behandlung beschwerdefrei entlassen werden.

Dr. Batmanghelidj glaubte, nichts Geringerem als einem Wunder beigewohnt zu haben. Die nächsten zwei Jahre verbrachte er mit dem Studium der medizinischen Wirkung des Wassers, indem er Hunderten von Gefangenen, die an allen möglichen Krankheiten litten, seine Wassertherapie anbot.

Im Gefängnis sind nahezu alle Insassen einer hohen Stressbelastung ausgesetzt und leiden daher unter stressbedingten Beschwerden. Die iranische Haftanstalt war darin keine Ausnahme. Ohne auf irgendein anderes Mittel zurückgreifen zu können, blieb den Patienten wenig übrig, als den Anweisungen des Arztes zu folgen und ihre Wassertrinkgewohnheiten zu ändern. Zu jedermanns freudiger Überraschung sprachen die Betroffenen tatsächlich auf diese ungewöhnliche Behandlungsmethode an, und Dr. Batmanghelidj wurde unter den Insassen als eine Art Wunderheiler bekannt.

Unterdessen war die Zeit für seine Gerichtsverhandlung gekommen. Die Vorwürfe, die man sich gegen ihn ausgedacht hatte, waren so schwerwiegend, dass die Todesstrafe unausweichlich schien.

Als der Richter ihn aber vor der Urteilsverkündung fragte, warum er nicht mit dem Tod bestraft werden solle, berichtete Dr. Batmanghelidj von den Ergebnissen seiner Arbeit im Gefängnis.
Der Richter war von seinen Forschungsergebnissen beeindruckt. Ihm war klar, dass diese Arbeit Millionen Menschen auf der ganzen Welt helfen konnte, und er sprach den Arzt frei.
Dr. Batmanghelidj wurde nach zwei Jahren und sieben Monaten aus dem Gefängnis entlassen. Kurz darauf ließ er sich in den USA nieder. Dort verschrieb er sich seiner großen Lebensaufgabe, die Menschen über die Heilkraft klaren Wassers aufzuklären.
Dr. Batmanghelidjs Artikel wurden in renommierten Magazinen wie dem *Journal of Clinical Gastro Entomology*, der *New York Times* und den Periodika des Medical Council veröffentlicht. Sein Buch *Sie sind nicht krank, Sie sind durstig: Heilung von innen mit Wasser und Salz* wurde in den USA ein Bestseller. Es wird sowohl von informierten Laien als auch von unvoreingenommenen Fachleuten geschätzt. Tausende wurden von ihren

Krankheiten geheilt, allein indem sie Wasser in den von Dr. Batmanghelidj verordneten Mengen tranken.

Dr. Batmanghelidj brachte den Menschen seine Erkenntis unmittelbar nahe. Er war überzeugt, dass die Institutionen, die in vielen Ländern dafür sorgen sollen, dass deren Bürger gesund leben, bei ihrer Arbeit grobe Fehler machen und dass daher die Menschen selbst ihre Gesundheit in die Hand nehmen müssen.

In diesem Buch betont Dr. Batmanghelidj, dass Medikamente nur palliativ wirken. Es ist auch gar nicht ihre Aufgabe, degenerative Erkrankungen des menschlichen Körpers zu heilen. Die Krankheit selbst wird nämlich durch Dehydrierung verursacht. Der Körper braucht täglich eine bestimmte Menge Wasser, um die Funktion seiner Organe aufrechtzuerhalten. Welche Krankheit ein Patient hat, ist dabei gar nicht entscheidend. Ob es sich um ein Geschwür, um Diabetes, hohe Cholesterinwerte, Herzrhythmusstörungen oder etwas ganz anderes handelt: Der Erkrankung zugrunde liegt das Austrocknen des Körpers. Wer den eigenen

Körper im richtigen Maß hydriert, wird auch ohne Medikamente gesund.

Der erste Mechanismus, den unser Körper vorsieht, um sein Bedürfnis nach Wasser zu signalisieren, ist der Durst. Wenn dieses Grundbedürfnis nur ordentlich funktionieren würde und wir immer dann Durst verspürten, sobald unser Körper eine Wasserzufuhr benötigt, ginge die Zahl an Zivilisationskrankheiten drastisch zurück.

Leider aber geht uns dieser wertvolle Instinkt bereits während unserer frühen Kindheit verloren, so dass ein Erwachsener heute kaum noch jemals richtig durstig ist. Warum aber verschwindet dieser Instinkt?

Wenn ein Säugling schreit, denkt seine Mutter automatisch, dass er gefüttert werden will. Im ersten Lebensjahr eines Kindes ist das Durstgefühl noch stark, doch da ein Säugling ohnehin nur flüssige Nahrung zu sich nehmen kann, stillt er gleichzeitig auch sein Bedürfnis nach Wasser.

Problematisch wird die Sache, wenn das Alter für den Wechsel von flüssiger zu fester Nahrung gekommen ist.

Für feste Nahrung benötigt die Verdauung noch mehr Wasser, und genau zu dieser Zeit drosselt die Mutter, ohne es zu ahnen, die notwendige Wasserzufuhr. Da der Durstmechanismus in diesem Alter noch gut ausgeprägt ist, schreit das Baby lautstark nach Wasser, kann sich aber lange noch nicht sprachlich verständlich machen.

Sein Schreien wird als Ausdruck von Hunger missverstanden, und das Kind bekommt nur noch mehr feste Nahrung. Eltern können sich gar nicht vorstellen, dass ihr Baby einfach nur nach reinem Wasser verlangt! Zudem sind viele Getränke, die für Babys vermarktet werden, auch noch gezuckert und aromatisiert. Oft bekommt ein Kleinkind überhaupt kein klares Wasser zu trinken und kann sich daher auch nie an seinen Geschmack gewöhnen.

Mit der Zeit bewertet der Körper des Kindes den Wasserdurst nun zu einem Bedürfnis nach solchen Flüssigkeiten um, die ihm angeboten werden. Diese Entwicklung führt zu einem gesundheitsschädlichen Wassermangel, denn keine andere Flüssigkeit, auch nicht Milch oder Fruchtsaft, kann klares Wasser ersetzen. Selbst wenn ein kleines Kind also

Milch und Saft zu trinken bekommt, leidet es dennoch unter Dehydrierung.

Die anhaltende Wasserverweigerung führt mit der Zeit natürlich zum Erlahmen des Instinkts. Der Körper des Babys entscheidet quasi: »Es hat gar keinen Zweck, diesen Mechanismus aufrechtzuerhalten. Diese Leute geben mir ja doch kein Wasser!«

Da das Kind also nie in den erfrischenden Genuss kommt, seinen natürlichen Durst mit klarem Wasser zu stillen, geht seine Fähigkeit, sich überhaupt durstig zu fühlen, langsam verloren.

Von diesem Punkt an ist die Lektion des Wasserverzichts in Geist und Körper des Betroffenen fest verankert. Es muss also niemanden wundern, dass wir in unserer heutigen Gesellschaft kein solches Bedürfnis nach Wasser mehr verspüren wie andere Lebewesen, die auf Wasser angewiesen sind, wenn sie ihren Durst stillen wollen.

Wir nehmen im Durchschnitt pro Tag kaum mehr als ein paar Schlucke Wasser zu uns - und glauben, alles, was unser Körper zum Gesundbleiben benötige, seien die richtige Nahrung und ein paar Mineral- und Vitaminergänzungsmittel. Dass aber jedes Organ eine bestimmte Menge Wasser benötigt, um seine Aufgabe richtig zu erfüllen, bleibt eine Tatsache. Der Wassermangel in jedem Organ belastet den Körper dann, obwohl der Durstmechanismus unterdrückt wurde.

Wenn der Körper zu wenig Wasser zur Verfügung hat, werden nur die wichtigsten Organe mit dem Nötigen versorgt, damit die lebenswichtigen Funktionen erhalten bleiben.

Das Gehirn ist das wohl wichtigste aller Organe, und es braucht für seine vielfältigen Funktionen eine Menge Wasser. Die Verteilung von Wasser an die Organe wird ebenfalls vom Gehirn gesteuert. Wenn es zu akutem Wassermangel kommt, schaltet das Gehirn auf »Notversorgung« um und teilt nur solchen Organen ihre Wasserration zu, die absolut notwendig zur Lebenserhaltung sind. Die anderen bekommen nur sehr wenig oder gar kein Wasser. Das bedeutet, dass nichts, was nicht unmittelbar lebensnotwendig ist (wie Muskeln und Gelenke), je seine ordnungsgemäße Wasserration erhält. Folglich müssen diese Körperteile mit einer andauernden, chronischen Dehydrierung kämpfen, die es ihnen unmöglich macht, richtig zu funktionieren. Viele Organe im Körper des Menschen von heute, der kaum noch reines Wasser trinkt, trocknen also auf Dauer aus, anstatt ihre Wasserration etwa durch Kaffee, Tee, Cola, Bier und Saft zu ersetzen. Da der Durstmechanismus den Betroffenen aber im Stich gelassen hat, spürt er seinen Durst gar nicht. Nach Monaten oder Jahren in dieser ungesunden Lage kommt es oft dazu, dass ein Organ, das völlig mit nicht ausgeschwemmten Giftstoffen überlastet ist, den Dienst versagt - was sich dann in Form einer chronischen Krankheit zeigt.

Dr. Batmanghelidj ist der Ansicht, dass wir ganz falsch an die ärztliche Kunst herangehen. Die moderne Medizin betrachtet nur das im Körper Gelöste. Wir studieren alle chemischen Reaktionen und die dabei entstehenden Produkte allein im Hinblick auf den gelösten Stoff, nicht aufs Lösungsmittel! Diese Herangehensweise führte dazu, dass wir sowohl das Konzept der Gesundheit als auch das der Krankheit gründlich missverstehen. So finden wir für chronische Erkrankungen kein Heilmittel, sondern nur Medikamente zur Symptomlinderung. Nehmen wir zum Beispiel die Volkskrankheiten Bluthochdruck und Diabetes: Sobald eine dieser Diagnosen vorliegt, wird der Patient für den Rest seines Lebens medikamentiert. Die Krankheit wird nur behandelt, aber nie geheilt.

Unser Gesundheitssystem geht den Ursachen einer Krankheit nicht auf den Grund. Daher hat es auch keine Antwort auf chronische Erkrankungen wie Asthma, Rheumatismus, Arthritis, Diabetes, Bluthochdruck, Verdauungs- und Darmbeschwerden, Leistenbrüche usw. Dr. Batmanghelidj hat Tausende von Patienten mit diesen Erkrankungen behandelt - ebenso solche mit Nackenschmerzen, Herzbeschwerden, Kopfweh, Stress, Depressionen usw. Er hat sie *nur mit Wasser* behandelt und dabei bemerkenswerte Heilerfolge erzielt. Er weist in seinen Publikationen auch darauf hin, dass Menschen mit Altersdemenz und Schüler mit Lernschwächen niemals Kaffee oder Tee, stattdessen aber viel klares Wasser trinken sollten.

Mehr über Dr. Batmanghelidj erfahren Sie auf seiner Website: *www.watercure.com.*

2.

Wie viel Wasser brauchen wir täglich?

Die Wassermenge, die wir benötigen, hängt von unserem Körpergewicht ab. Einer groben Einschätzung nach braucht eine Person mit 60 kg Körpergewicht täglich 3,5 Liter Wasser. Diesem Grundverhältnis zufolge können Sie Ihren Wasserbedarf passend für Ihr Körpergewicht berechnen. Um die beste Wirkung zu erzielen, muss man Wasser auf eine bestimmte Art und Weise zu sich nehmen. Wasser beim Essen oder gleich nach dem Essen zu trinken, ist schädlich, da die Verdauungssäfte verdünnt werden und so dem Magen die Arbeit erschwert wird. Die meisten Krankheiten gehen letztlich auf diese schädliche Praxis zurück.

Wenn die Verdauung sich verlangsamt, entstehen Gifte, und die Nahrung beginnt zu gären - Blähungen und Magendruck sind die Folge. Die ausgetrockneten Zellen können den Verdauungsvorgang nicht mehr effektiv beschleunigen.
Idealerweise sollten wir Wasser auf folgende Weise zu uns nehmen:

WASSERPROTOKOLL

- 300 ml Wasser (1 großes Glas) trinken Sie direkt nach dem Aufstehen. So werden alle Zellen im Verdauungstrakt hydriert und das Abstoßen der Abfallstoffe angeregt.
- Weitere 300 ml Wasser trinken Sie 30 Minuten vor dem Frühstück. So sind alle Zellen im Körper gut vorbereitet und arbeiten nach dem Frühstück gleich kräftig an der Aufnahme von Nährstoffen. Bitte denken Sie daran, dass Sie zum Frühstück oder unmittelbar danach kein Wasser trinken.
- Die nächste Wasseraufnahme erfolgt eine Stunde vor dem Mittagessen. Wieder sollten es 300 ml sein.

- Trinken Sie weder während des Mittagsessens noch direkt danach. Ein Mindestabstand von zweieinhalb Stunden ist nach dem Essen ratsam, bis alle verzehrten Speisen sicher im Verdauungstrakt gelandet und alle Verdauungssäfte konzentriert vorhanden sind, damit es zügig vorangeht. Auch Völlegefühl und Blähungen lassen sich so vermeiden.
- Weitere 300 ml trinken Sie also zweieinhalb Stunden nach dem Mittagessen oder später.
- Bis zum Abendessen sollten Sie jetzt – je nach Körpergewicht – noch weitere Wasserrationen zu sich nehmen.
- Trinken Sie 300 ml Wasser eine Stunde vor dem Abendessen.
- Und wieder sollte beim oder direkt nach dem Abendessen nichts getrunken werden. Weitere 300 ml trinken Sie zweieinhalb Stunden nach dem Abendessen oder später vor dem Zubettgehen.

Dieses Protokoll ist unbedingt einzuhalten, wenn Sie mit Wasser gesund werden wollen. Nierenpatienten sollten die Wasserdosis unter ärztlicher Aufsicht noch erhöhen. Denken Sie daran, dass die gleiche Menge Wasser nach dem Trinken auch immer mit dem Urin ausgeschieden werden muss. Ist das nicht der Fall, bedeutet das, dass der Körper Wasser einlagert und zurückhält.

Eine ärztliche Untersuchung ist daher ratsam, bevor Sie Ihr neues Wasserprotokoll in Angriff nehmen.

Bitte beachten Sie, dass das Obenstehende nur zu Informationszwecken an Sie weitergegeben wird. Es kann und will einen individuellen ärztlichen Rat nicht ersetzen. Ihren behandelnden Arzt sollten Sie über Ihre neuen Trinkgewohnheiten in Kenntnis setzen.

3.

Wasserqualität

Auch wenn fast zwei Drittel der Erdoberfläche von Wasser bedeckt sind, ist doch ein Großteil davon nicht für den menschlichen Verzehr geeignet. Die Menge an genießbarem Trinkwasser ist bedauerlicherweise knapp bemessen - nur 3 Prozent des gesamten Wasservorkommens können wir tatsächlich auch trinken. Und auch davon steht uns zur Zeit nur 1 Prozent zur Verfügung - die restlichen 2 Prozent sind noch in den Gletschern eingeschlossen.

Entgegenwirken können wir dieser Wasserknappheit durch das Vermeiden von Wasserverschwendung, durch Auffangen von Regenwasser und andere Maßnahmen, die bereits weltweit empfoh-

len werden, um unsere wertvollste Ressource zu erhalten.
Der größte Teil des Trinkwassers stammt in Mitteleuropa aus dem Grundwasser und wird aus Quellen oder Brunnenanlagen gewonnen. Außerdem aber (und in anderen Teilen der Welt hauptsächlich) wird Oberflächenwasser aus Talsperren, Seen oder Flüssen verwendet. Sand- und Bodenfilter beseitigen dann die nicht gelösten Verschmutzungen. Danach wird das Wasser so gut wie überall mit Chlor behandelt, um Mikroorganismen abzutöten, die unter anderem Magen-Darm-Erkrankungen, Typhus oder Gelbsucht verursachen können. Dieses gechlorte Wasser fließt dann aus unseren Wasserhähnen.
Die in solchem Wasser gelösten Verunreinigungen zu eliminieren, ist sehr kostspielig, und die dazu notwendigen Techniken werden nicht in allen Ländern für einen normalen städtischen Trinkwasservorrat finanziert.
Im Folgenden einige der Chemikalien, die beispielsweise in den USA in ganz normalem Trinkwasser vorhanden sind: Kadmium, Quecksilber,

Selen, Blei, Zyanid, MTBE, Kohlenstofftetrachlorid, Dichlorethan, Dichlorethylen, Trichlorethylen, Benzol, Chloroform, Dibrommethan, Dichlorpropan, Chlor, Pestizide und Tenside.

In jedem Land gelten unterschiedliche Grenzwerte für die Stoffe, die im Trinkwasser vorhanden sein dürfen. In Deutschland legt die auf dem Bundesinfektionsgesetz basierende Trinkwasserverordnung diese Grenzwerte gesetzlich fest. Trinkwasser, das sich der Verordnung zufolge auch so nennen darf, wird hier sehr strikt auf seine Reinheit überprüft. In den USA regelt die Grenzwerte an Schadstoffen die American Water Works Association. Auch deren Vorgaben sind recht streng, und die Unternehmen, die für die Trinkwasserversorgung zuständig sind, haben oft große Schwierigkeiten, sich an die vorgeschriebenen Werte zu halten. Davon lässt sich aber keineswegs ableiten, dass der Genuss von Wasser, das die Grenzwertkontrolle bestanden hat, grundsätzlich unbedenklich sei. Unser Wasser sollte frei von *jeder* Konzentration an Schadstoffen sein; alles andere kann seine Konsumenten krank machen.

Die Vorschriften der Weltgesundheitsorganisation WHO sind im Vergleich geradezu »verwässert«: Ihnen zufolge darf Trinkwasser keine nicht gelösten Verschmutzungen, lebenden Keime oder Darmbakterien enthalten. Auch die WHO empfiehlt den Zusatz von Chlor, um das Wasser keimfrei zu halten.

In Indien halten sich die meisten städtischen Trinkwasserversorger nur an die Vorgaben der WHO, und Wasser wird generell stärker gechlort. Chlor wurde schon 1930 weltweit als Zusatzstoff für Trinkwasser eingeführt. Dabei spielten sicherlich die geringen Kosten, mit denen es produziert und eingesetzt werden kann, keine geringe Rolle. Es wirkt hocheffektiv als Desinfektionsmittel gegen die meisten Bakterien und Viren. Mit keinem anderen uns bekannten Stoff lässt sich ein solcher Reinheitsgrad so schnell und kostengünstig erzielen. Kein Wunder also, dass Chlor weltweit die erste und einzige Wahl zur Wasserbehandlung wurde.

Lange glaubte man, gechlortes Wasser sei gesundheitlich völlig unbedenklich. Bleibt gechlortes Wasser offen stehen, dann entweicht das gelöste

Chlor wieder, und selbst der etwas störende Chlorgeruch verschwindet nach einer Weile an der frischen Luft.

Doch Chlor ist auch ein sehr aktives Halogen. Im Wasser reagiert es mit organischen Stoffen darin und bildet neue chemische Verbindungen. Diese wiederum, sogenannte Chloramine, werden nicht aus dem Wasser entfernt, da der dazu nötige Vorgang sehr kostspielig wäre.

Mittlerweile sehen Mediziner Chlor schon lange nicht mehr als unbedenklich an; und ihr Misstrauen ist wohl begründet. Dr. med. J. M. Price, der sich auf die Erforschung der Wirkung von Chlor auf Wasser spezialisiert hat, berichtet: »Die Krebsepidemie, der Anstieg von Herz- und Demenzerkrankungen begannen zu der Zeit, als man anfing, gechlortes Wasser zu trinken.«

Dr. Price hat herausgefunden, dass das Krebsrisiko unter Konsumenten von gechlortem Wasser um 93 Prozent höher liegt als unter solchen, die chlorfreies Wasser trinken.

In seinem Artikel »Chemistry and Control of Modern Chlorination« (dt. »Chemie und Kontrolle

moderner Chlorverfahren«) berichtet Dr. phil. A. T. Palin: »Die Verwendung von Chlor gegen Keime im Trinkwasser führt zu Arteriosklerose, Herzinfarkt und Todesfolge.«
Der Lebensmittelforscher Dr. N. W. Walker bezeichnete Chlor als den »größten Mörder und Verstümmler unserer Zeit«. Es kann zwar bakterielle Erkrankungen verhindern, verursacht dafür aber neue Krankheiten wie Herzbeschwerden und Krebserkrankungen.
Die *Council on Environmental Quality* warnt vor den gesundheitlichen Gefahren gechlorten Wassers. Der Wissenschaftler Dr. Martin Fox erklärt, dass sich krebserregende Stoffe im Trinkwasser als direkte Folge der Wasserchlorung bilden.
Francis T. Mayo, regionaler Leiter der US-Umweltbehörde EPA (US Environmenta Protection Agency) im Mittleren Westen, sagt: »Chlor wird fast überall zur Behandlung von öffentlichem Trinkwasser eingesetzt, weil es Gift für gesundheitsgefährdende Bakterien im Wasser ist. Doch es häufen sich die wissenschaftlichen Belege dafür, dass das Chlor im Trinkwasser für uns noch größere

langfristige Gefahren birgt als jene, die es ursprünglich bekämpfen sollte. Die schädliche Wirkung kann sich sowohl als Folge des Genusses von Wasser als auch durch seine Aufnahme über die Haut beim Duschen oder Baden entfalten. Wissenschaftliche Studien haben Chlor und die Nebeneffekte der Chlorung mit Blasen-, Leber-, Magen- und Darmkrebs in Verbindung gebracht. Das Chlor im Trinkwasser ist die Hauptursache für Bluthochdruck und allergische Reaktionen.«

Einiges deutet außerdem darauf hin, dass Chlor die körpereigenen Proteine angreift und Haut und Haaren schadet. Chlor kann zur Bildung von Chloraminen im Wasser führen und dessen Geschmack und Geruch beeinträchtigen.

Da nun aber nach gesetzlicher Vorschrift sämtliche Trinkwasservorräte mit Chlor versetzt werden *müssen*, liegt es an uns Konsumenten, es selbst zu Hause vor dem Trinken wieder aus unserem Wasser zu entfernen. Im *United States News and World Report* vom 29. Juli 1991 steht zu lesen, dass das Trinken gechlorten Wassers das Risiko, an Blasenkrebs zu erkranken, verdoppelt - ein Leiden, von dem jedes Jahr 40.000 Menschen befallen werden.

In der Ausgabe vom August 1987 zitiert das Magazin *Bottomline* Dr. John Angelman: »Einerseits hat das Chlor die Zivilisation von der ständigen Gefahr durch Wasser übertragbarer Epidemien befreit. Andererseits hat die Wissenschaft entdeckt, dass dasselbe Chlor im Wasser Karzinogene bildet. 80 Prozent der Bevölkerung trinken gechlortes Wasser - und sind häufiger von Krebserkrankungen an Speiseröhre, Darm, Brust und Kehlkopf sowie vom Hodgkin-Lymphom betroffen als diejenigen, die kein gechlortes Leitungswasser trinken.«

Flüchtige organische Verbindungen können beim Duschen oder Baden aus dem Wasser entweichen. Konservativen Schätzungen zufolge geht man beim Einatmen gechlorten Wassers ein ebenso hohes Risiko ein wie beim Trinken - eine Dusche kann dieselbe Wirkung haben wie zwei Liter Wasser, das man zu sich nimmt.

Nach dem Vergleich von zehn Studien über die krebserregende Wirkung gechlorten Wassers kamen Dr. Morex vom Medical College of Wisconsin und seine Kollegen vom Medical Center zu dem Schluss, dass es einen klaren Zusammenhang zwischen dem Konsumieren gechlorten Wassers und dem Auftreten von Blasen- und Darmkrebs gibt. Bis zum Jahr 2015 wird die Sterberate durch Blasen-, Darm- und Bauchspeicheldrüsenkrebs, der durch Karzinogene in Wasser und Lebensmitteln verursacht wurde, vermutlich höher liegen als die Zahl der Todesfälle durch Lungenkrebs.

Mitte der 1990er-Jahre bemühte man sich, durch gezielte Beobachtung mehr über die potenzielle Vergiftung des Trinkwassers in den USA herauszufinden. Die Studien wiesen auf einen Zusammenhang zwischen giftigen Chemikalien im Trinkwasser und tödlich endenden Krebserkrankungsfällen hin. Weitere Studien haben danach auf die erhöhte Krebsgefahr nach dem Genuss vergifteten Wassers hingewiesen. Janet Roloff erklärt im Band Nr. 130 der *Science News*, dass die Zahl der Fälle von Arteriosklerose (verhärtete Arterien) mit nichts anderem zusammenhängt als dem omnipräsenten Chlor im Trinkwasser. Die Fachwelt ist sich inzwischen einig, dass gechlortes Wasser nicht zum menschlichen Verbrauch geeignet ist. Das im Wasser gelöste Chlorgas entweicht zwar an der Luft, verbindet sich aber zuvor mit anderen chemischen und organischen Stoffen zu neuen sogenannten Organochlor-Verbindungen, die nicht mehr aus dem Trinkwasser entweichen.

Neben dem Chlor werden tonnenweise weitere Chemikalienrückstände von ihren Herstellern in die Flüsse, Seen und ins Grundwasser entsorgt.

In den 1940er-Jahren wurden jedes Jahr eine halbe Milliarde Kilogramm an synthetischen Verbindungen produziert. Bis 1980 hatte sich die Produktion auf 250 Milliarden Kilogramm gesteigert. Mittlerweile wird die Produktionsmenge auf 500 Milliarden Kilogramm geschätzt.

Jedes Jahr kommen über tausend neue Chemikalien auf den Markt. Da die Umweltbestimmungen in den Industrieländern den Unternehmen immer striktere Regulationen vorschreiben, verlegt sich die Chemieindustrie auf Dritte-Welt-Länder, in denen die Normen nicht so streng sind, und lässt dort produzieren. Kein chemischer Stoff kann ohne Giftrückstände hergestellt werden. Es gibt keine Möglichkeit, das giftbelastete Wasser kostengünstig genug zu entgiften und absolut unbedenklich zu machen.

Um einen Ausgleich zu schaffen, sind die meisten Regierungsbehörden mit einem kontrollierten Ausstoß verdünnter Chemikalien in Flüsse, Seen und Grundwasser einverstanden. Und sie alle finden ihren Weg in unser Trinkwasser und unsere Körper.

Eine weitere Belastung sind die Pestizide. Allein in den USA werden 1 Million Kilogramm pro Jahr produziert - fast 4 Kilogramm pro Kopf. Die verwendeten Pestizide gelangen über Müllkippen und verwesende Tierkadaver usw. ins Grundwasser. Die Zeitung *USA Today* meldete im Juli 1990: »Ein großer Teil des Grundwassers und viele Flüsse sind pestizidverseucht und enthalten inakzeptable Konzentrationen an chemischen Düngemitteln.«

1972 wurde die Verwendung von DDT in den USA verboten. Dieser Stoff war vorher zur Bekämpfung der Moskitoplage, als Desinfektions- und Pflanzenschutzmittel eingesetzt worden - und er wird in Indien teils noch immer verwendet! Selbst 30 Jahre nach dem Verbot der hochgiftigen Chemikalie sind DDT-Rückstände noch immer in vielen Fischbeständen der US-Gewässer nachweisbar.

MTBE wird vor allem als Zusatz in Kraftstoffen zur Erhöhung der Klopffestigkeit verwendet - mit verheerenden Folgen für die Menschen. MTBE ist (nach Forschungsergebnissen im US-Bundesauftrag) nachweislich für eine Tumorbildung bei Ratten und Menschen verantwortlich. MTBE wird durch die Autoabgase stetig an die Umwelt abgegeben und von Wasser ohne Weiteres aufgenommen, daher kommt es auch in allen städtischen Trinkwasservorräten vor. MTBE wird zu keinem Zeitpunkt abgebaut, sondern über die Abgase und das Grundwasser rasch und effektiv verbreitet.

In Indien ist das Umweltbewusstsein bezüglich der Trinkwasserverseuchung durch Pestizide wenig ausgeprägt. Das »Centre for Science and Environment« in Delhi gibt als Ergebnis eigener Studien an, dass die Konzentration an Pestiziden, Nitraten und Phosphaten in ihrem Leitungswasser alarmierend hoch sei. Das Umweltzentrum versucht seit langem, die Bevölkerung auf die Gefahren von

Pflanzenschutzmitteln im Wasser aufmerksam zu machen.

Im Februar 1977 veröffentlichte der ehemalige Ministerpräsident Atal Behari Vajpayee den Bericht »Homicide by Pesticides« (»Mord durch Pestizide«). Darin hieß es, der Fluss Yamuna, aus dem 70 Prozent des Trinkwassers für Delhi stammen, weise eine erschreckend hohe Konzentration an Giftstoffen auf. Das CSE erklärte, die Wasserversorgungsunternehmen besäßen nicht die nötige Ausrüstung für eine Kontrolle der Toxine im Wasser. Das führt zwingend zu dem Schluss, dass das Leitungswasser giftbelastet ist. Tatsächlich lassen sich Pestizide, wenn sie einmal ins Trinkwasser gelangt sind, nicht wieder daraus entfernen (mehr Infos unter www.cseindia.org)

Da fast die gesamte städtische Wasserversorgung in Indien von Flüssen abhängt, kann die Situation in den anderen Städten kaum anders sein.

Vor allem soll das vorangehend Berichtete und Zitierte eines verdeutlichen: Leitungswasser ist nicht unbedingt gesund. Gechlortes Wasser ist eine echte Gesundheitsgefahr.

4.

Wasser und der Alterungsprozess

Das Alter ist seit jeher eine Plage der Menschheit. Hilflos müssen wir zusehen, wie unsere Körper älter werden, wie unsere Kraft und Ausdauer schwinden. Natürlich gibt es immer wieder Versuche, diesen Prozess aufzuhalten. Kräutertinkturen, Gymnastik, Diäten und Fastenkuren sollen die Alterung verlangsamen - mit durchweg magerem Erfolg.

Da unser Körper zu rund 70 Prozent aus Wasser besteht, besinnt die Wissenschaft sich nun auf die Rolle des Wassers beim Alterungsprozess.

Die meisten Forscher gehen davon aus, dass das Altern bereits mit unserer Geburt einsetzt. Jeder lebende Körper produziert auch Abfallstoffe, die er idealerweise wieder vollständig ausscheiden sollte. Geschieht das nicht, verwandeln sich die Abfallprodukte im Körper in Giftstoffe.

Die französische Physikerin Alexia Carrel fand heraus, dass eine Zelle nicht altert, solange die Zellflüssigkeit aufgefüllt und die Abfallstoffe effektiv ausgeschieden werden. Zum Beweis derselben These hielt ein anderer Forscher, D. A. Camell, ein Hühnerherz fast 28 Jahre lang am Leben, indem er es in eine basische Lösung legte, die er täglich wechselte. So blieb in der Zellflüssigkeit eine gleichbleibende Konzentration erhalten, und durch die wechselnde Flüssigkeit wurden Abfallstoffe effektiv entfernt.

Es ist nicht schwer, sich vorzustellen, welch wichtige Rolle das Wasser auch bei uns Menschen für die Eliminierung von Körperabfällen spielt. Wasser ist ein hervorragendes Lösungsmittel, und es transportiert zahlreiche Stoffe, die der Körper benötigt, z. B. Mineralien, Sauerstoff und andere Nährstoffe. Die Geheimwaffe zum Erhalt eines jugendlichen Körpers scheint also darin zu liegen, ausreichend

Wasser der richtigen Qualität zu uns zu nehmen. Sang Whang erklärt in seinem Bestseller *Der Weg zurück in die Jugend*, das Altern sei ein unnatürlicher Prozess, der durch das Trinken von Wasser der richtigen Qualität komplett aufgehalten werden könne.

Sauer vs. basisch

Unser Blut, das für den ordnungsgemäßen Ablauf aller Körperfunktionen zuständig ist, besteht zu fast 90 Prozent aus Wasser. Wasser wiederum besteht aus zwei Dritteln Wasserstoff und einem Drittel Sauerstoff. Anders ausgedrückt verbinden sich jeweils zwei Wasserstoffatome mit einem Sauerstoffatom zu einem Wassermolekül. Ein Wassermolekül besitzt eine elektrische Polung. Die Wasserstoffseite ist eher positiv, die Sauerstoffseite eher negativ geladen. Im Wassermolekül sind die zwei Wasserstoffatome mit dem Sauerstoffatom nicht im 180-Grad-Winkel verbunden, sondern in einem Winkel von 104,5 Grad.

Eine weitere Fähigkeit des Wassers ist die sogenannte Ionisierung. Davon spricht man, wenn aus

einem Atom oder Molekül ein Elektron entfernt wird. Wird ein Wassermolekül ionisiert, dann spaltet sich das Molekül in zwei Teile, das Wasserstoff-Ion (H+) und das Hydroxid-Ion (OH).
Ionisierte Wassermoleküle reagieren mit zahlreichen Stoffen im Körper zu den verschiedensten chemischen Produkten. Sind im Wasser mehr H+-Ionen als OH-Ionen vorhanden, handelt es sich um *saures* Wasser. Überwiegen hingegen die OH-Ionen, sprechen wir von *basischem* (auch: alkalischem) Wasser. Bei neutralem Wasser sollte die Konzentration von OH- und H+-Ionen ausgeglichen sein.
Das Verhältnis von H+-Ionen zum ganzen Wassermolekül bezeichnet man als pH-Wert. Dieser Wert ist ein entscheidender Indikator für die Wasserqualität. Halten H+-Ionen und OH-Ionen sich die Waage, beziffert man den pH-Wert auf 7. Bei höheren pH-Werten gibt es mehr OH-Ionen (basisch), bei niedrigen pH-Werten mehr H+-Ionen (sauer).
Menschliches Blut hat normalerweise einen pH-Wert von 7,3. Schon eine kleine Abweichung davon kann

seine Fähigkeit zum Sauerstofftransport stark beeinträchtigen oder verbessern.
Liegt der pH-Wert von Blut beispielsweise bei 7,5 statt 7,3, kann es 75 Prozent mehr Sauerstoff zu den Organen tragen. Den bestmöglichen Gesundheitszustand erreichen wir also, indem wir für unser Blut einen pH-Wert von 7,5 anstreben.
Die falschen Getränke aber reduzieren den pH-Wert im Blut drastisch. Kohlensäurehaltige Limonaden haben einen pH-Wert von 2,5 bis 3,2. Um nur ein einziges Glas davon auszugleichen, müssten wir 30-mal mehr reines Wasser trinken. Der pH-Wert von Bier liegt bei 4,7 Prozent, was den Körper austrocknen lässt (daher der trockene Mund am Morgen nach dem Biergenuss).
Es ist nun leicht zu verstehen, warum basische Lebensmittel so oft ärztlich empfohlen werden, damit der pH-Wert im Blut steigt und eine gute Sauerstoffversorgung im ganzen Körper gewährleistet bleibt. Nur so kann jede Zelle im Körper auf Hochtouren arbeiten und Abfallstoffe gut abtransportieren.

Die Bedeutung einer guten Sauerstoffversorgung und eines hohen pH-Wertes kann nicht genug betont werden. Der Biochemiker Dr. Otto Warburg, Nobelpreisträger von 1931, der den Stoffwechsel von Tumoren untersuchte, demonstrierte, dass Krebs hauptsächlich durch den Ersatz von Sauerstoff durch Zuckerfermentation in der Zelle verursacht wird.

Eine gesunde Zelle kann ohne Sauerstoffzufuhr nicht überleben oder wachsen. Krebszellen jedoch benötigen für ihre Vermehrung keinen Sauerstoff. Er bezeichnete Krebszellen als »Pflanzenzellen im menschlichen Körper«, da Pflanzen auf Kohlendioxidbasis leben anstatt von Sauerstoff.

Die Sauerstofftherapie ist in Europa zur beliebten Behandlungsmethode geworden, und Berichten zufolge haben schon etliche Fälle von Krebserkrankung positiv darauf angesprochen.

Einige Wissenschaftler sind, wie der Makrobiotiker Dr. Herman Aihara, der Meinung, dass Krebs seine Ursache im Sauerstoffmangel der Zellen habe. Sauerstoffunterversorgte Zellen sterben normalerweise. Doch die überlebenswilligsten unter ihnen lernen, ohne Sauerstoff weiterzuleben und werden abnormal. Die abnormale Zellvermehrung (ohne Sauerstoff) nennen wir dann Krebs.

Basisches Wasser

Das Trinken von basischem (oder alkalischem) Wasser hielt man bis vor kurzem für einen sicheren Schutz vor Krebserkrankungen. Das japanische Gesundheitsministerium pries der Bevölkerung ionisiertes basisches Wasser als eine Art Allheilmittel an. Mittlerweile jedoch ist ionisiertes Wasser bei der japanischen Ärzteschaft in Ungnade gefallen. Einige halten es sogar für gesundheitsgefährdend. Der Leiter des Japanischen Forschungsinstituts für Wasserhygiene sagt: »Dieses Wasser wurde ursprünglich zur Behandlung von Patienten entwickelt, deren Organismus stark übersäuert ist. Aber wenn Gesunde dieses Wasser trinken, ist es ehrlich gesagt nur schädlich, da es die Verdauung schwächt und das sinnvolle und notwendige Enzym Pepsin in seiner Funktion behindert.«

Im Magen kommt dem Pepsin die wichtige Funktion zu, die Bakterien zu töten, die von außen in ihn eindringen. Ionisiertes Wasser kann in der Tat die Magensäuren verwässern und so schädlich wirken.

Speziell entwickelte Wasser-Ionisatoren, die erst vom japanischen Gesundheitsministerium empfohlen wurden, sind nun ebenfalls ins Kreuzfeuer der Kritik geraten, und ihr Nutzen wird neu bewertet. Ionisieren ist also offensichtlich nicht die ideale Methode, um die Trinkwasserqualität zu verbessern. Das ändert aber nichts an der Notwendigkeit, den pH-Wert im Blut möglichst basisch zu halten. Das kann man nur durch das Trinken des richtigen Wassers in der richtigen Menge zur richtigen Zeit erreichen.

Um Alternativen soll es in den nächsten Kapiteln gehen.

5.

Wasserreinigung in Indien

Es sind etliche Filtersysteme zur Reinigung von Trinkwasser entwickelt worden. Kerzenfilter, Kohlefilter, UV-Sterilisation, Destillieren, Abkochen und Umkehrosmose sind einige der Reinigungsmethoden, die man in verschiedenen Ländern einsetzt.

Mineralwasser in Flaschen stammt meist aus unterirdischen Quellen. Es muss keine weiteren Voraussetzungen erfüllen, als dass keine nicht gelösten Verschmutzungen oder lebenden Organismen (Bakterien) darin vorkommen dürfen und dass es geruchsneutral sein muss.

In Indien wird Wasser in den Haushalten u. a. durch Kerzenfilter und UV-Sterilisation gereinigt.

Kerzenfilter

Kerzenfilter werden in Indien von einigen Herstellern industriell produziert. Die »Kerze«, die darin zum Einsatz kommt, ist ein ausgehöhlter Keramikzylinder, der in das Filtergehäuse eingesetzt wird und durch dessen Hohlraum das zu filternde Wasser nach unten fließt.

Ein klarer Vorteil dieser Technik ist, dass sie kostengünstig und ohne Energieverbrauch funktioniert. Kerzenfilter entfernen Verschmutzungen, einen Großteil der Bakterien und erzeugen klares Wasser. Doch durch die Poren der Filterkerze können bestimmte Viren dringen. Kerzenfilter sind also nicht sicher.

Ein zweiter großer Nachteil liegt darin, dass der Kerzenfilter regelmäßig geputzt und sterilisiert werden muss. Dabei werden die äußeren Schichten der Filterkerze beschädigt, die daher gelegentlich ausgetauscht werden muss. Ist das Wasser zu verunreinigt, kann es die Poren der Kerze vollständig verstopfen und den ganzen Filter unbrauchbar machen.

UV-Sterilisation

Eine kostspieligere, aber besonders in den städtischen Regionen Indiens beliebte Filtermethode ist die Sterilisation mithilfe von UV-Licht. Es gibt nur wenige Hersteller, die solche Filter zu Preisen von umgerechnet bis zu 200 Euro anbieten. Bei diesem System fließt das Wasser erst durch einen Aktivkohlefilter, der Gerüche und Chlor entfernt. Dann läuft es durch einen Behälter mit ultraviolettem Strahler. Die UV-Bestrahlung tötet Bakterien und Viren.

Doch auch dieser Filter hat Nachteile. Das Wasser muss mit einem bestimmten Druck hindurchlaufen. Wenn der Aktivkohlefilter aufgebraucht ist, merkt der Nutzer das nicht automatisch, und das Wasser fließt nutzlos weiterhin durchs UV-Licht. Der Filter ist wenig ergiebig, und es kann je nach dem Druck im Wasserhahn 10 bis 30 Minuten dauern, bis 5 Liter Wasser gefiltert sind. Außerdem werden in dem Lichtfilter keine Chemikalien, kein Blei oder Asbest entfernt.

Der UV-Filter verbraucht außerdem Strom – was teuer und ressourcenschädigend ist. Feste Stoffe im

Wasser können Bakterien unbemerkt durch die UV-Schranke gelangen lassen.
Außerdem muss der Filter regelmäßig gewartet werden, was nur durch zeitgebundene Verträge mit den Herstellern erfolgt, welche die Gebühren dafür noch immer weiter verteuern. Das gefilterte Wasser hat dennoch eine bessere Qualität als das der Kerzenfilter.
Trotz ihrer Nachteile hat diese Filtertechnik in den großen Städten ansteckende Seuchen weitgehend verhindert.

Umkehrosmose-Filter

In den westlichen Ländern sind Umkehrosmose-Filter beliebt. Auch in Indien wurden sie nun eingeführt, sind mit ca. 700 Euro aber sehr teuer in der Anschaffung. Bei der Osmose durchdringt eine verdünnte Lösung eine semipermeable (halbdurchlässige) Membran, um zu einer Lösung mit höherer Konzentration zu gelangen.
Experimentell darstellen lässt sich das so: Rühren Sie einen Esslöffel gewöhnliches Salz in ein halbes Glas Wasser ein. Rühren Sie, bis das Salz sich auf-

gelöst hat. Geben Sie mehr Salz zu, und rühren Sie weiter - eine hochkonzentrierte Kochsalzlösung entsteht. Schälen und halbieren Sie nun eine mittelgroße Kartoffel, und höhlen Sie eine Hälfte mit einem Messer aus, bis eine Art Kartoffelbecher entsteht. Füllen Sie die ausgehöhlte Kartoffelhälfte nun zur Hälfte mit der Salzlösung. Eine große Schüssel füllen Sie mit frischem Leitungswasser. Setzen Sie jetzt den Kartoffelbecher in die Mitte der Schüssel. Die Kartoffel schwimmt oben. Beobachten Sie den Stand der Salzlösung darin, und kontrollieren Sie ihn nach 10 Minuten noch einmal. Der Hohlraum der Kartoffel hat sich gefüllt, denn das Wasser dringt von außen in die Kartoffel ein, hin zur höher konzentrierten Lösung, die es so verdünnt: Osmose! Wendet man nun außerordentlichen Druck auf die Lösung in der Kartoffel an, nimmt das Lösemittel, nämlich das Wasser, denselben Weg zurück und fließt durch die Kartoffel zurück in die Schüssel. Dieser Prozess ist als Umkehr- oder Reversosmose bekannt.

Auf Basis dieses Prinzips wurden spezielle Filter entwickelt. Dabei wird das zu reinigende Wasser als

Lösung betrachtet und mit äußerem Druck durch mehrere semipermeable Membrane gepresst. Am Ende erhält man außerordentlich reines Wasser.
Dennoch halten viele Mediziner und Forscher es für »ungesund«. Es wird als »totes Wasser« angesehen, da ihm im Verlauf des Filterns sämtlich Stoffe, die guten ebenso wie die schlechten, entzogen werden. Von Natur aus enthält Trinkwasser eine Reihe Mineralien, die zum Teil vom menschlichen Körper benötigt werden – und Letztere werden bei der Umkehrosmose entfernt. Trinkt man über einen längeren Zeitraum nur derartig gefiltertes Wasser, so läuft man Gefahr, dem Körper Mineralien wie Kalium, Magnesium, Kalzium oder Natrium zu entziehen. Daher wird die Umkehrosmose für Wasser nicht empfohlen.
Alternativ können Konsumenten dieser Art von Wasser die verlorenen Mineralien in Form von hochwertigen Mineraltabletten (Nahrungsergänzungsmitteln) zu sich nehmen.
P. Bragg, ein anerkannter Wasser-Fachmann, sagt: »Geräte für die Reinigung durch Umkehrosmose löschen im Wasser alles aus, schädliche Bakterien

ebenso wie gesunde Mineralien. Dieses beraubte Wasser kann noch nicht einmal das Leben in einem Goldfischglas erhalten. Wird dieses Wasser über lange Zeit hinweg getrunken, kann es im Körper die Mineralienvorräte an Kalium, Magnesium, Natrium und Kalzium auslaugen. Mineralisiertes Wasser braucht unser Körper für alle Zellfunktionen, und wenn er sie nicht aus dem Trinkwasser bekommt, entzieht er sie den körpereigenen Vorräten. Man kann Mineralstoffe einnehmen, aber die verlorenen Mineralien in genau dergleichen Form zu ersetzen, ist immer schwierig.«

Destillieren und Abkochen

Zwei von alters her beliebte Methoden, um zu reinerem Wasser zu kommen, bestehen darin, es zu destillieren oder abzukochen. Beim Destillieren wird das Wasser bis zum Siedepunkt erhitzt, wenn die Verdampfung einsetzt. Der Wasserdampf kondensiert dann in einem anderen Behälter, und das Ergebnis bezeichnen wir als destilliertes Wasser.
In Indien wird das Wasser vor dem Gebrauch normalerweise abgekocht, wenn der Haushalt kein

Filtersystem vorzuweisen hat. Obwohl das Abkochen ohne Frage viele Bakterien tötet, hat doch auch diese Methode einige Nachteile.

1. Man benötigt eine sehr starke Hitzequelle, und bei den allerorts ansteigenden Kosten für Brennstoffe aller Art ist der Prozess besonders für große Haushalte zu kostspielig.
2. Das Abkochen tötet nicht alle Viren ab; einige überleben den Siedepunkt.
3. Abgekochtes Wasser hat keinen Geschmack.
4. Mittlerweile sind einige Fachleute der Ansicht, dass abgekochtes Wasser »tote Energie« darstelle und somit nicht gesund sei.

Eine deutsche Autorität auf diesem Gebiet, Dr. Paul Koff, hat nachgewiesen, dass gekochtes Wasser seine kristalline Struktur verliert und im Körper wie ein Fremdkörper aufgenommen wird, was zu einem unnatürlichen Blutbild führt.

Mineralwasser

Üblicherweise stammt unser Trinkwasser aus Brunnen, Seen und Flüssen. Selbst wenn das Leitungswasser später schädliche Chemikalien enthält, sind in ihm doch auch natürlich wertvolle Mineralien wie Kalium, Kalzium und Magnesium enthalten. Von Mineralwasser sprechen wir, wenn es um hochwertiges Grundwasser aus Bergquellen oder anderen Tiefen geht. In Deutschland benötigen Mineral- und Heilwässer eine amtliche Anerkennung. Von den Mineralstoffen Kalzium, Magnesium und Fluorid sollte im Wasser sinnvollerweise viel enthalten sein. Natrium, Chlorid, Nitrat und Nitrit hingegen sind zu vermeiden. Der pH-Wert des Wassers sollte bei 7,4 oder höher liegen.

Abgefülltes Wasser in Indien

Die Flaschenwasserindustrie in Indien wächst um ca. 50 Prozent pro Jahr, denn den Indern wird zunehmend bewusst, wie wichtig gut genießbares Trinkwasser ist. Keiner der Hersteller abgefüllten Trinkwassers im Land gibt tatsächlich den Mineralstoffgehalt seines Wassers an; es wird einfach als

»Mineralwasser« bezeichnet. Oft genug besteht der Inhalt aber aus nichts weiter als gefiltertem Bohrbrunnenwasser.

Einige Hersteller behaupten, ihr Wasser sei mit Ozon versetzt. Doch auch hier herrscht große Uneinigkeit, ob diese Behandlung das Wasser tatsächlich aufwertet. Auf der Website *www.factsource.com* stand zu lesen: »Bei der Ozonierung werden Bakterien durch mit aktivem Sauerstoff angereichertes Wasser abgetötet. Chemikalien, Blei, Asbest und feste Materie werden aber nicht entfernt. Kohlenstoffblöcke werden künstlich zugesetzt. Die Ozongeräte sind kostspielig in der Anschaffung und Wartung. In Ozonwasser bilden sich oft zahlreiche giftige Nebenprodukte wie Formaldehyd oder Ketone. Das zusätzliche Ozon begünstigt zudem das Bakterienwachstum außerhalb der behandelten Stellen und infiziert das Wasser damit erneut.«

Ebenso wenig kann man wissen, was in dem Wasser enthalten ist, das in indischen Städten aus den Wasserhähnen fließt. Analyseberichte werden nirgends veröffentlicht. Wenn die indischen Verbraucherverbände sich nicht stärker für das lebenswichtige Recht ihrer Bürger auf gesundes Trinkwasser einsetzen, werden Inder weiterhin auf Wasser von zweifelhafter Qualität angewiesen sein.

6.

Ein Mann namens Viktor Schauberger

Viktor Schauberger (1885–1958) wurde in eine österreichische Försterfamilie hineingeboren, und auch er ergriff diesen Beruf. Als intelligenter und von tiefem Interesse an der Natur erfüllter junger Mann studierte er seine Umwelt sehr genau. Von besonderem Interesse für ihn war das Wasser, das er als Inbegriff aller Rätsel des Lebens ansah.
Er beobachtete die Strömung des Wassers in Flüssen und untersuchte die Wirbel, die es im Fluss verursacht, er achtete darauf, welche Wasserart die besten landwirtschaftlichen Ergebnisse hervorbrachte, welches Pflanzenwachstum das Flusswasser am Ufer begünstigte usw. Schauberger kam zu

dem Schluss, dass das Wasser für die Erde das ist, was das Blut für unseren Körper ist: Die Natur hat in ihrer unendlichen Weisheit die Flüsse so angelegt, dass das Wasser mit der vollen Kraft des Lebens in ihnen fließt. Nur so können Erde, Pflanzen- und Tierwelt mit der nötigen Lebensenergie versorgt werden.

Schauberger bemerkte fasziniert, dass der Prozentsatz an Wasser im menschlichen Körper fast identisch mit dem Wasseranteil der Erdoberfläche ist. Er war fest davon überzeugt, dass die Natur unermesslich klug sei und dass das Wasser eben diese Intelligenz nutze, um seinen Fluss zu lenken. Damit Wasser seine naturgegebene Energie behalten könne, dürften die Menschen, so forderte Schauberger, seine Flusswege nicht künstlich verändern. In der freien Natur gibt es keine geraden Flussläufe. Wasser fließt lieber in gewundenem, kurvenreichem Lauf. So kann es auf seinem Weg Lebensenergie ansammeln und diese wiederum an durstige Pflanzen und Tiere abgeben. Ein sich kurvenreich durch die Erde schlängelnder Flusslauf erleidet nie einen Mangel an Lebenskraft.

Die alten Chinesen wussten bereits um die lebenserhaltende Kraft des gewundenen Flusses. Sie wussten auch, wie wichtig es ist, diese zu erhalten. Den Häusern, die in der Nähe solch gewundener Flussläufe erbaut wurden, schrieben sie außergewöhnliche Lebensenergie zu, die der Gesundheit der Bewohner zuträglich war. Die gesamte Philosophie hinter *Feng Shui* (wörtlich übersetzt »Wind und Wasser«) gründet sich darauf, die universellen Lebensenergien dieser beiden Elemente einzufangen und nutzbar zu machen.

Schauberger fiel auch auf, dass Flüsse von Natur aus schattigere Standorte bevorzugten, und es schien, als bringe sich das Wasser vor der harschen direkten Sonneneinstrahlung selbst in Schutz. Um die gesamte Energie in seinem Innern transportieren zu können, muss die Temperatur des Wassers geringer sein als die Lufttemperatur ringsum.

Schaubergers Philosophie drehte sich um den Gedanken an Wasser als *lebendige Energie*. Ihm war klar, dass das Wasser, das in Flüssen und Strömen fließt, Energie im Überfluss zu bieten hat, die von uns Menschen produktiv genutzt werden kann, ohne gegen den Lauf der Natur zu verstoßen. Die pulsierende Wasserenergie belegte er mit dem Begriff »Implosion«.

Wir beziehen heute all unseren Strom aus Quellen, die nach dem Prinzip der »Explosion« arbeiten, das stets zu Verlusten führt. Sehen können wir dies beispielsweise bei fossilen Brennstoffen, die wir in so enormen Mengen verbrauchen: Die Energie eines Kraftstofftanks wird nur dann freigesetzt, wenn das Kraftstoffgemisch im Innern des Motors explodiert. Sämtlicher Energieverbrauch der modernen Welt hängt von diesem Prinzip ab. Und doch ist es ein ineffizienter Weg, an neue Energie zu gelangen. Selbst der modernste Kraftstoffmotor nutzt seinen Treibstoff nur bis zu 30 Prozent aus. Die übrigen 70 Prozent Energie gehen bei der üblichen Explosionsnutzung mit fossilen Brennstoffen verloren - immer, ganz unabhängig vom Zweck der Verbrennung.

Wir alle kennen die Strudel in Flussläufen, die einem Schwimmer so gefährlich werden können. So ein Strudel bildet sich, wenn sich die Wassermassen drehen, und dahinter steht immer eine enorme Menge konzentrierter Energie. Selbst stärkste Schwimmer können sich von dieser Kraft nicht befreien.

Das Wasser, das auf seinem gewundenen Weg eine gewisse Energiemenge wieder abgegeben hatte, scheint sich durch die Strudelbewegung regelrecht neu aufzuladen. In der Nähe von Strudelbildungen gibt es fast immer reichlich Vegetation, was darauf hindeutet, dass diese Pflanzen ihre Energie vom nahen Flusslauf beziehen - der sich wiederum aus dem Strudel speist.

Viktor Schauberger ging davon aus, dass die »Implosionsenergie« viel effektiver zum Betreiben von Maschinen eingesetzt werden könnte und gleichzeitig die natürlichen Ressourcen schonen würde. Der Erde Kohle und Öl zu entziehen, wirkt sich schädlich auf die Erdgesundheit aus - und ist auch gänzlich unnötig, da die Natur bereits Energie im Übermaß produziert, die nur noch angezapft werden muss und als unerschöpfliche Energiequelle dienen kann. Auf Grundlage dieser These ließ Schauberger, der auch Schriftsteller und Erfinder war, viele kleine nützliche Geräte patentieren.

Frisch aus der Bergquelle entspringendes Wasser betrachtete Schauberger als »lebendes Wasser«. Er erkannte, dass dieses Wasser Leben spenden und jeden Organismus bei bester Gesundheit erhalten konnte. Doch durch künstliche Dämme und Kanäle war die Menschheit dabei, dem Wasser diese Lebenskraft wieder zu entziehen.

Die wichtigste Erkenntnis Schaubergers war seine Schlussfolgerung, dass die so verlorene Lebenskraft dem Wasser zurückgegeben werden konnte, wenn man es einer Strudelbewegung aussetzte. Das Wasser versucht von selbst, die verlorene Energie wieder zurückzugewinnen und verändert bei jeder Gelegenheit seine Bewegungsrichtung, um einen Strudel zu bilden. Das lässt sich ganz einfach beobachten, wenn man sich in der Badewanne ablaufendes Wasser ansieht, das sofort einen Strudel um den Abfluss herum bildet.

Die vom Wasser angestrebte Kraft wirkt zentripetal (auf den Mittelpunkt gerichtet), wohingegen die durch Explosionen erzeugte Energie zentrifugal (vom Mittelpunkt weg) verläuft. Viktor Schauberger war der Erste, der feststellte, dass man das Wasser seiner Lebenskraft beraubt und »energetisch tötet«, wenn man seinen natürlichen Fluss behindert oder verändert.

Die Entwicklung unserer Städte brachte es mit sich, dass Wasser aus Seen und Flüssen in vielen hundert Meilen Entfernung entnommen wird. Dafür muss es mit Hochdruckturbinen durch gerade Rohre mit teils rechtwinkligen Biegungen gepumpt werden.

Diese unnatürliche Bewegungsrichtung raubt dem Wasser seine Lebensenergie, und bis es bei den Verbrauchern ankommt, ist es energetisch tot.

Wenn wir dieses Wasser trinken, bringt es sich nicht so in die Körperreaktionen ein, wie es eigentlich sollte. Zuerst versucht es noch, die verlorene Energie zurückzugewinnen. Das kann es nun nur, indem es sich an unserer Körperenergie bedient, bis Wasser und Körper denselben Energiegehalt erreicht haben. Folglich raubt uns jedes Glas dieses Wassers, das wir trinken, einen Teil unserer Energie.

Trinkwasser sollte immer einen Grad an Lebensenergie (gemessen in Bovis-Einheiten) besitzen, der über dem der Person liegt, die es zu sich nimmt, damit der Körper von der aufgenommenen Energie profitiert. Ein gesunder Erwachsener verfügt über rund 6500 Bovis-Einheiten Lebensenergie. Quellwasser direkt aus dem Berg besitzt etwa 8500 solcher Bovis-Einheiten. Mit solchem Wasser kann sich jede Zelle energetisch aufladen und Gift- und Abfallstoffe effektiv abführen.

Liegt der Energiegehalt des Trinkwassers aber unter dem der Person, die es trinkt, beginnt es schon im Magen, dem Organ die Energie zu entziehen. Erst wenn es denselben Energiegehalt erreicht hat wie der restliche Körper, kann es an den weiteren chemischen Reaktionen teilhaben.

Wenn wir Wasser im Magen schwappen hören oder fühlen, ist es nicht richtig energetisiert. Denn es müsste dann eins mit der Flüssigkeit sein, aus der der Körper besteht; die Hydration müsste binnen weniger Minuten abgeschlossen sein. Doch das geschieht mit unserem normalen Leitungswasser kaum.

Wir können das Phänomen des Schwappens bei jeder Art Leitungswasser, gefiltertem oder UVsterilisiertem Wasser erleben, da sie alle energetisch tot sind. Testen Sie es selbst: Trinken Sie nach dem Essen ein oder zwei Gläser Leitungswasser, und steigen Sie eine Treppe hinauf. Dann steigen Sie wieder herunter. Beim Hinuntergehen spüren Sie, wie das Wasser im Magen umherschwappt. Dieses schwappende Wasser hat keine Lebenskraft zu bieten und entzieht uns unsere Energie. Es wartet nur darauf, sich bei uns wieder aufladen zu können. Aus diesem Grund fühlen wir uns nach einem Essen mit Leitungswasser auch oft so schwerfällig und kraftlos.

Viktor Schaubergers Erkenntnisse kamen bei der etablierten Naturwissenschaft nicht gut an. Er argumentierte, implosive Bewegungen seien lebenserhaltend, der ständige Gebrauch explosiver Bewegungen hingegen führe letztlich zur Abtötung des Lebens. Implosive Bewegungen betrachtete er als kühl, wachstums- und lebensorientiert, explosive Bewegungen hingegen als Quelle von Hitze, Druck, Überlastung und Tod. Er beharrte darauf, dass die Menschheit durch die Nutzung von Explosionsenergie einen destruktiven Weg eingeschlagen habe.

Leider war es schon zu spät für Schaubergers Ideen. Die Industrie hatte ihre Wahl weltweit bereits getroffen. Ungeheure Investitionen waren in die Entwicklung von explosionsenergiebetriebenen Maschinen geflossen. Die Verbrennungsmotoren der Automobile waren auf dem Vormarsch. Natürlich fürchteten die Industriebetreiber, dass Schaubergers Theorien den Verlust ihrer Investitionen bedeuten würden - seine Entdeckungen stießen folglich auf Ablehnung. Von der Welt der Wirtschaft und Wissenschaft zurückgewiesen starb Viktor Schauberger später als desillusionierter, enttäuschter Mann. Trotzdem bleibt aber seine auf einem besseren Naturverständnis begründete Sichtweise doch richtig und wahr.

In den folgenden Kapiteln erfahren wir mehr über Strudel - warum sie notwendig sind und auf welche Weise sie das Wasser verwandeln. Heute wagt die Wissenschaft wieder einen unvoreingenommeneren Blick auf Schaubergers Entdeckungen. Es gibt kaum noch Zweifel daran, dass Wasser Lebenskraft bedeutet. Der Schwingungsmediziner Graham White meint: »All unser Wasser ist tot oder komatös. Die Wissenschaft hat einen falschen Weg eingeschlagen, dessen Folgen die Lebensenergie des Wassers getötet haben. Wasser ist eine lebende Kraft, aber wenn man es mit Chemikalien vergiftet, wird die Lebenskraft daraus vertrieben.«

Beim irischen *Living Water Workshop* wurden mithilfe von Hochfrequenzkameras der Kirlianfotografie ausgedehnte Beobachtungen betrieben. Wasser aus der städtischen Versorgung wurde vor und nach dem Durchlauf durch energetisierende Wasserwirbler aufgenommen. Dabei konnten außerordentliche Veränderungen festgestellt werden. Es wurde bewiesen, dass energetisiertes Wasser sehr wichtig für eine gesunde Ernährung ist. Während im Leitungswasser noch kaum lebensanzeigende Biophotonen vorhanden sind, ist es nach dem Weg durch den Wasserwirbler voll davon. Wasser mit vielen Biophotonen ist voller Lebenskraft. Das Immunsystem und die Energie einer Person hängen von den Lebenskräften ab, die sie mit dem Trinkwasser aufnehmen kann. Energetisierungs- und Wasserwirblersysteme dienen genau diesem Zweck.

7.

Wassergedächtnis

Zu Beginn des Buches wurde schon dargelegt, wie sehr unser Leitungswasser mit schädlichen Chemikalien belastet ist. Durch Prozesse wie Filtern und ultraviolette Sterilisation wird das Wasser zwar trinkbar, aber damit nicht automatisch auch gesund! Dann ging es darum, dass es dem normalen Leitungswasser außerdem an Lebensenergie mangelt. Der Wasserwirbler, auch das wurde ausgeführt, kann eben diese Energie wiederherstellen.

Wasser ist die vielleicht geheimnisvollste Flüssigkeit überhaupt. Je genauer es wissenschaftlich untersucht wird, desto mehr seiner Geheimnisse offenbaren sich.

Die ersten bedeutenden Studien befassten sich mit den Lebenserwartungen bestimmter Stammesgesellschaften. Völker wie die Hunzukuc aus dem Karakorum-Gebirge im nördlichen Pakistan, aus dem ecuadorianischen Vilcabamba oder aus Abchasien im Süden des Kaukasus sind berühmt für ihre lange Lebensspanne von über 100 Jahren und scheinen auch von den meisten degenerativen Krankheiten verschont zu bleiben, an denen die modernen urbanen Gesellschaften leiden. In Untersuchungen über den Lebensstil, die Ernährung und körperliche Aktivität dieser ethnischen Gemeinschaften zeigten sich kaum Unterschiede zwischen dem, was sie, und dem, was westliche Städter ihrem Körper in Form von Fett-, Alkohol- oder Nikotinkonsum zumuteten. Auch die Analyse der Lebensmittelqualität ergab in dieser Hinsicht keine signifikanten Abweichungen. Aber die Forscher fanden heraus, dass diese Völker alle sehr frisches Wasser aus natürlichen Gebirgsquellen tranken. Alles deutet darauf hin, dass das Trinken dieses Wassers den Unterschied zwischen Gesundheit und Krankheit ausmacht. Ihr Trinkwasser ist aufgeladen mit frischer Lebenskraft. Zudem scheint das Wasser ein Gedächtnis zu besitzen und sich an frühere Bestandteile quasi zu *erinnern*. Entfernt man also schädliche Stoffe nachträglich durch chemische Vorgänge aus dem Wasser, dann kann es noch immer dieselben negativen Wirkungen haben wie vor der Reinigung! Vereinfacht ausgedrückt erzeugen Schmutz- und Giftstoffe im Wasser eine spezielle Schwingung, und die sie umgebenden Wassermoleküle passen sich dieser Schwingung an. Selbst wenn man dann die Schmutz- und Giftpartikel entfernt, wirken die Wassermoleküle mit der »falschen« Schwingung auch danach noch schädigend weiter. Auch wenn diese Idee zunächst nur schwer zu glauben ist: Es ist wissenschaftlich erwiesen, dass Wasser tatsächlich solch ein Gedächtnis besitzt. In einem berühmt gewordenen US-Versuch stellten Forscher fest, dass mit Desinfektionsmittel versetztes Wasser, das man so lange verdünnt hatte, bis das Mittel darin nicht mehr nachweisbar war, noch immer dieselben Eigenschaften besaß wie das unverdünnte belastete Wasser. Dieses Phänomen war nicht anders zu erklären als dadurch, dass das Wasser das einmal zugesetzte Desinfektionsmittel in Erinnerung behalten hatte.

Die Homöopathie beruht auf demselben Grundsatz. Dieses Heilsystem wurde von dem deutschen Arzt Dr. Samuel Hahnemann (1755–1843) begründet. Hahnemann war gegen die gängige Praxis, zur Krankheitsbekämpfung fremde Stoffe in den Körper zu pumpen. Stattdessen entwickelte er ein alternatives medizinisches System auf der Grundlage, dass ein Stoff, der in einem gesunden Menschen bestimmte Symptome hervorruft, einen anderen Menschen, der an denselben Symptomen leidet, heilen kann. Hahnemanns Medikamente wirken fast alle nach schwingungsmedizinischem Prinzip. Untersucht man beispielsweise das Mittel Sulfur 200 im Labor, findet sich darin kein Schwefel. Nimmt aber eine gesunde Person dieses Mittel regelmäßig ein, entwickelt sie solche Symptome wie jemand, der an Schwefelvergiftung leidet. Wenn jemand an einer Krankheit leidet, deren Symptome der Schwefelvergiftung ähneln, ist es ebenso auch möglich, ihn erfolgreich mit homöopathischem Sulfur zu

behandeln. Das Prinzip dieser Heilmethode: »Gleiches mit Gleichem behandeln.«
Homöopathische Mittel werden nach dem Grundsatz verarbeitet, dass sie umso potenter wirken, je intensiver die Schwingung ist, der sie ausgesetzt sind. Die Potenz jedes homöopathischen Mittels wird durch eine Zahl wiedergegeben, beispielsweise 30, 200, 1000 usw. Allerdings bedeutet eine höhere Potenz auch eine geringere Menge des Wirkstoffs im Mittel und dafür eine größere Schwingung. Wenn ein Teil des Wirkstoffs beispielsweise in tausend Teilen Alkohol gelöst wird und dann eine bestimmte Zeit lang einer Schwingung auf einer bestimmten Frequenz ausgesetzt wird, erreicht die Lösung eine bestimmte Potenz. Verdünnt man nun einen Teil dieser Lösung wieder mit tausend Teilen Alkohol und verarbeitet sie mit derselben Schwingung, ist das Ergebnis 100-mal wirksamer als bei der ersten Lösung.
Eine höhere Verdünnung und verstärkte Schwingungen verbessern also die Potenz, auch wenn die Konzentration des ursprünglichen Wirkstoffs so gering wird, dass schließlich keine Spur des Stoffes

mehr im Mittel zu entdecken ist - nur die Erinnerung an den Stoff wirkt im Mittel nach.
Die Homöopathie erfreut sich als risikoarme Heilmethode großer und noch immer wachsender Beliebtheit auf der ganzen Welt, was nur für die Relevanz der Schwingungstheorie spricht. Nach demselben Prinzip kann aber Leitungswasser, das gar keine Schadstoffe mehr enthält, noch immer ebenso schädlich für den Körper sein, wie es das ungereinigte Wasser gewesen wäre!
Keine Filtermethode löscht im Wassergedächtnis die Erinnerung an zuvor vorhandene Chemikalien. Der zwingende Schluss ist, dass auch gereinigtes und scheinbar »sauberes« Wasser gesundheitsschädigend sein kann.

8.

Mehr über das Wassergedächtnis

Dr. W. Ludwig vom Institut für Biophysik in Sinzheim ist eine der führenden Kapazitäten auf dem Gebiet der Heilkraft des Wassers. In dem von ihm selbst gegründeten Institut erforscht Dr. Ludwig besonders auch die Natur des Wassergedächtnisses. Das folgende Gespräch mit ihm beleuchtet vor allem die Frage genauer, inwiefern angeblich sauberes Wasser weiterhin gesundheitsgefährdend ist.

➢ *Dr. Ludwig, Sie haben die These aufgestellt, dass Wasser ein Gedächtnis besitzt, wie ein Elefant. Was bedeutet diese Äußerung genau?*

Sie bedeutet, dass Wasser die Fähigkeit zur Informationsübertragung hat. Einmal erhaltene Informationen überträgt es auf andere Systeme, z. B. auf Organismen. Aber bevor wir da weiter ins Detail gehen, müssen wir uns an einige grundlegende Eigenschaften des Wassers erinnern.

Unser Körper besteht zu rund 70 Prozent aus Wasser. Ohne feste Nahrung könnten wir etliche Wochen überleben, ohne Wasser aber höchstens ein paar Tage.

Wenn wir schadstoffbelastetes Wasser trinken, schaffen wir dadurch mit den Jahren ein schwaches Immunsystem und die Grundlage für Krankheiten. Überall in der Welt wird Wasser chemisch oder mechanisch »gereinigt«, um es von Giftstoffen zu befreien.

Das reicht in keinerlei Hinsicht aus! Nehmen wir zum Beispiel nur einmal die Grenzwerte für Nitrat.

Die zulässigen Nitratkonzentrationen sind für Erwachsene ziemlich harmlos, für Kinder können sie aber noch hochgefährlich sein. Es gibt leider keine politische oder wissenschaftliche Einigung über die chemische Qualität reinen Wassers in seinem Idealzustand.

➢ *Lassen Sie uns hier ganz exakt sein. Wasser als Informationsträger – was bedeutet das? Bis zu welchem Grad ist die moderne Physik ebenfalls bei dieser Erkenntnis angekommen?*

Nur wenige wissen, dass sich in unseren Brunnenanlagen und Wasserreservoirs aus Grund- oder Flusswasser nur schädliches Wasser befindet, das mit Giften wie Blei, Kadmium, Nitrat und erschreckend zahlreichen anderen Stoffen aus Haushalten, Landwirtschaft und Industrie belastet ist. Dieses Wasser kann chemisch behandelt werden, um die Keime usw. darin zu töten, doch auch wenn diese »Reinigung« (nach wissenschaftlichen Vorgaben von gestern) abgeschlossen ist, transportiert das Wasser noch immer bestimmte elektrische Frequenzen und Änderungen der Wellenlänge. Diese können bei näherer Unersuchung exakt auf die Schadstoffe zurückgeführt werden, die vor der Behandlung im Wasser waren. Auch nach der Reinigung enthält das Wasser also noch bestimmte unwillkommene Signale von den Schadstoffen, die je nach Wellenlänge sehr gesundheitsschädlich sein können.

➢ *Das ist eine sehr ernste Behauptung! Sie sagen, dass unser Trinkwasser möglicherweise unserer Gesundheit schadet, und zwar trotz der Versuche, es erst von öffentlicher Hand und noch einmal im Privathaushalt (Umkehrosmose, Chlorfilter usw.) zu reinigen. Und das liegt an den gespeicherten Informationen über die Schadstoffe, die im Wasser auch nach der Reinigung verbleiben.*
Heißt das, dass mit Schwermetallen belastetes Wasser auch nach gründlicher Behandlung noch die schädlichen Informationen der ursprünglichen Schwermetalle an unseren Körper übermittelt?

Genau das heißt es! Bestimmte elektromagnetische Frequenzen aus schwermetallverseuchtem Wasser wurden auch in krebsbefallenem Gewebe gefunden. Nehmen wir einmal die sehr geringe Frequenz von 1,8 Hertz. Es ist uns gelungen zu bestätigen, dass das Trinkwasser einer gewissen deutschen Großstadt genau diese 1,8-Hertz-Frequenz überträgt. Und dieses Wasser war vor der Messung zweimal destilliert worden!

Daraus können wir folgenden Schluss ziehen: Auch nach Reinigung, chemischer Behandlung, Filterung usw. und sogar nach der Destillation können krankheitserregende Informationen von Schadstoffen noch über unser Trinkwasser durch elektromagnetische Frequenzen in unseren Körper gelangen. Sie sind da, messbar in den Wassermolekülen vorhanden, sowohl vor als auch nach der konventionellen Behandlung. Nicht ein chemischer Stoff selbst belastet das Wasser, wenn wir es trinken – sondern seine unerwünschten Frequenzen.

Energetisch totes Wasser

Dr. Ludwig sagt: »Wasser, das einmal durch Schadstoffe verschmutzt wurde, ist tot. Selbst die modernen Kläranlagen können es nicht wiederbeleben. In energetischer Hinsicht ist es tot und enthält keine nützlichen Informationen. Biologisch wertvolles Wasser muss aber bestimmte nützliche Frequenzen enthalten, damit unser Körper davon profitieren kann.

Obwohl das Fakten sind, sind sich wissenschaftliche Forschungseinrichtungen dieser Phänomene im Allgemeinen nicht einmal entfernt bewusst und berücksichtigen sie in keinster Weise. Zumindest noch nicht! Wir dürfen nicht vergessen, dass die materialistische Weltsicht sich nur mit etwa einem Milliardstel der Realität befasst.

Auf dem Gebiet reziproker energetischer Aktion oder Interaktion zwischen Material und biologischen Systemen gibt es bis heute nur sehr begrenzte Forschungsanstrengungen. So seltsam es klingt, sind doch die wenigen Ergebnisse, zu denen die avantgardistische Forschung gelangt ist, der Menschheit schon seit vielen tausend Jahren bekannt, besonders autochtonen Nationen wie den amerikanischen Ureinwohnern.

Parallel dazu kennen wir aus der Geobiologie schon Orte mit besonderen Kräften, an denen ungewöhnliche Pflanzen wachsen, die sonst nirgends gedeihen. An diesen Kraftorten wurde eine geringere Gammastrahlung gemessen als normal. Aber das ist nur der Anfang, ein einzelner Fakt in einem sehr weitem Spektrum an Faktoren, von denen wir noch gar keine Ahnung haben.

Es wäre eine extreme Verdrehung der Wahrheit, würden wir heute behaupten, unsere Wissenschaft könne sämtliche Phänomene und Wunder der Natur erklären. Wir kennen vielleicht einen ganz geringen Teil dessen, was wirklich vor sich geht. Und ein kleiner Teil davon ist wiederum unser geringes Wissen über die Fähigkeiten des Wassers und seine Rolle für lebende Organismen.«

Maßgeblich für avantgardistische Wissenschaft

Dr. Ludwig äußert sich auch zu den Optionen, die wir noch haben: »Eines steht fest: Unser Trinkwasser sollte einer exakten Spektralanalyse unterzogen werden. Dann sollten wir solches Wasser radikal meiden, das biologisch tot und damit schädlich ist. Das sollte sich nicht auf irgendeinen Grenzwert stützen, den die Regierung willkürlich festgelegt hat, sondern die Bewertung sollte einer spektroskopischen Analyse folgen, die all unsere Frequenzen von null bis zu Megahertz-Bandbreiten berücksichtigt.

Die Umweltmedizin täte gut daran, die physischen Fähigkeiten des Wassers und seine Aktivität im menschlichen Körper mit in ihre Forschung einzubeziehen. Die Ärzte sollten sich um Forschungsprogramme bemühen, welche die enge Verbindung zwischen Wasser und lebenden Organismen erkunden.

Die Diskussion um die sogenannten zulässigen Grenzwerte der Regierungen müsste völlig neue Dimensionen erreichen in der Definition von

›lebendem Wasser‹, also Wasser, das Lebensformen nur zuträglich sein kann. Das ist etwas völlig anderes als keimfreies, nitratarmes Trinkwasser oder als Wasser, dessen Blei- und Kadmiumgehalt die sogenannten Grenzwerte nicht überschreitet und das daher als harmlos gilt!
Vor dem Hintergrund all dieser neuen und alten Erkenntnisse liegt unsere Verantwortung nicht darin, neue Grenzwerte für einen regierungs- und wissenschaftskonformen Gehalt an verschiedenen Giftstoffen zu suchen. Nein! Unsere Verantwortung ist es, neue Grenzen zu setzen in einem ganz anderen Forschungsbereich, in dem es um Leben statt um Materie geht.«

Lebendes Wasser erkennen

Eine harmonisch kreisrunde Membran um den Wassertropfen herum ist eines der klarsten Kennzeichen für lebendes Wasser.
Das Gegenteil ist der Fall bei totem Wasser. Hier ist der tote Wassertropfen von einer deformierten und stark beschädigten Membran umgeben.

Bei lebendem Wasser ist eine Netzstruktur erkennbar, wenn der Tropfen weggetrocknet ist.
Das Gegenteil ist der Fall bei totem Wasser. Hier erkennt man nach dem Wegtrocknen des Tropfens absolut nichts, außer Schmutzpartikeln bleibt keine Information übrig.

9.

Belebtes Wasser

Auf den ersten Blick zeigt sich vielleicht gar kein großer Unterschied zwischen Wasser aus einer Bergquelle und dem aus dem Wasserhahn. Beide sehen identisch aus. Setzt man aber je einen Tropfen von beiden nebeneinander auf eine saubere Glasscheibe und betrachtet sie unter dem Mikroskop, dann zeigt sich, dass die Struktur und Form des Quellwassers sich erheblich von der des Leitungswassers unterscheidet.

Bei naturbelassenem Quellwasser bildet sich um den Tropfen herum sofort eine harmonisch kreisrunde Membran. Der Tropfen ist gleichmäßig geformt wie eine kleine Perle. Beim Leitungswasser hingegen ist die Tropfenmembran stark beschädigt, und der Umriss erscheint unregelmäßig. Sind beide Tropfen weggetrocknet, erkennt man unter dem Mikroskop weitere Unterschiede: Wo der Quellwassertropfen war, erscheint nun eine Netzstruktur. An Stelle des Leitungswassertropfens aber bleibt nichts zurück außer Schmutzpartikeln. Dieser einfache Test demonstriert, dass es ganz klare Unterschiede zwischen lebendem und totem Wasser gibt.

Gesundes Wasser entzieht dem Körper keine Energie. Da sein Energiegehalt über dem des menschlichen Körper liegt, sorgt es dafür, dass uns das Wasser stattdessen mit neuer Energie versorgt! Wasser mit dem richtigen Energiegehalt wird in alle chemischen Körperreaktionen eingebunden, ohne das System zu belasten.

Organe, die mit gesundem Wasser versorgt werden, erfüllen ihre Funktion mühelos und effizient. Gift- und Abfallstoffe werden gründlich abtransportiert, und Nährstoffe, Vitamine und Mineralien werden rasch aufgenommen.

Energetisiertes Wasser bietet also:

- eine verbesserte Aufnahme von Vitaminen und Mineralstoffen,
- eine effiziente Entfernung von Giftstoffen,
- eine antioxidantische Wirkung gegen freie Radikale.

Wie zu Anfang des Buches dargelegt, ist es sehr wichtig für uns, die erforderliche Menge belebten Wassers zur richtigen Zeit zu uns zu nehmen. Durch die Strudelbewegung in Wasserwirblern werden die Wassermoleküle wieder in organisierte Strukturen gebracht – das Wasser wird belebt.

Belebtes Wasser kann nur aus zuvor gefiltertem Wasser gewonnen werden. Ein Wasserwirbler ist kein Ersatz für einen Wasserfilter! Ein guter Filter entfernt nicht gelöste Stoffe und Chlor, weit entwickelte Filtersysteme wie die Umkehrosmose können auch andere Chemikalien beseitigen. Danach muss das Wasser durch einen Wasserwirbler belebt werden, bevor wir es trinken. Auf welche Weise die Energetisierung durch Wasserstrudel erreicht wird, war Thema in Kapitel 6.

Wie wichtig es für unser Wohlbefinden ist, genügend Wasser der richtigen Qualität zu trinken, kann gar nicht oft genug betont werden. In einer Studie der amerikanischen Cornell-Universität wurde das Trinkverhalten von Erwachsenen in verschiedenen US-Staaten untersucht. Das Ergebnis war, dass die meisten Menschen kaum die Hälfte der Menge an frischem Wasser zu sich nehmen, die sie entsprechend ihres Körpergewichtes bräuchten.

Dr. Barbara Levine vom Cornell Medical Center meint: »Es ist erschreckend, wie wenig über eine angemessene Hydrierung unseres Körpers bekannt ist, dabei ist sie doch eine so grundlegende Voraussetzung für unsere Gesundheit. Das Resultat der Studie zeigt deutlich, wie sehr es noch an öffentlicher Aufklärung mangelt, die uns das richtige Trinkverhalten und die mannigfaltigen durch Dehydrierung verursachten Probleme vor Augen führt.«

Kaum jemand scheint zu wissen, dass Getränke den Köper dehydrieren können. Man glaubt stattdessen, dass jede Flüssigkeit mit Wasseranteil den Körper hydriere - eine absolute Fehlannahme! Am besten hydriert klares Wasser - aber nicht gewöhnliches Leitungswasser, sondern belebtes Wasser. Dieses Wasser durchläuft alle Vorgänge im Körper in angemessener, von der Natur vorgesehener Weise - auf die gesündeste Art. Kaffee, schwarzer Tee, kohlensäurehaltige Limonade, Bier, Wein und jede andere Art von Alkohol hingegen trocknen den Körper aus. Jedes dieser Getränke entzieht dem Körper Flüssigkeit und führt zu exzessiver Urinproduktion. Über lange Zeiträume hinweg kann diese Dauer-Dehydrierung zu ernsthaften Gesundheitsproblemen führen. Viele wissen gar nicht, dass Kaffee und koffeinhaltige Getränke ihren Körper austrocknen.

Die Cornell-Studie schloss: »Nur wenigen Menschen ist klar, dass sie den ganzen Tag über Wasser trinken müssen, nicht nur dann, wenn sie durstig sind. Das Durstgefühl stellt sich nicht immer nach dem tatsächlichen körperlichen Bedarf ein. Dehydrierung führt zu trockener Haut, Kopfschmerzen und Müdigkeit, auf lange Sicht zu Bluthochdruck, Verdauungs- und Nierenbeschwerden sowie zu Störungen fast aller anderen Körpervorgänge.«

Dr. Levine fährt fort: »Das Problem ist auf mehreren Ebenen anzugehen. Die Menschen brauchen definitiv mehr Informationen darüber, wie sie ihren Wasserbedarf auf gesunde Weise decken. Wir dürfen auch ihre Haltung zum Leitungswasser nicht außer Acht lassen. Gibt es da begründete Bedenken gegen das Wassertrinken? Wie sehen unsere Filtersysteme aus? Sind sie wirksam? Sind sie notwendig? Unsere Studie hat wertvolle Erkenntnisse gebracht, aber sie ist zweifellos erst der Anfang.«

Die Gesundheitsschäden durch Dehydrierung werden immer evidenter. Viele lehnen es ab, die notwendigen Wassermengen zu trinken, weil das häufige Toilettengänge erfordert. Obwohl Letztere ohne Frage lästig sind, sollte doch klar sein, dass das ein geringer Preis für lebenslange gute Gesundheit ist!

Auch beim Ayurveda wird empfohlen, sechsmal am Tag während der Wachzeit die Blase zu entleeren. Das entspricht etwa alle zwei Stunden einem Gang zur Toilette. Die Färbung des Urins ist ein guter Indikator für den Hydrierungsgrad des Körpers. Ist er gelb, dann leiden wir unter Dehydrierung und sind anfällig für Gesundheitsschäden und chronische Erkrankungen. Nur wenn der Urin hell und klar ist, ist der Körper auch ausreichend hydriert.

Es folgen einige Symptome, zu denen chronisch dehydrierte Personen neigen. Bei diesen Beschwerden sollte zuerst immer ein Arzt aufgesucht werden, danach folgen Maßnahmen zur richtigen Hydrierung. In den meisten Fällen werden dann weitere Medikamente unnötig.

Sodbrennen

Ein weitverbreitetes Leiden, vor allem in der städtischen Bevölkerung. Unregelmäßige, wenig basische Ernährung, kohlensäurehaltige Getränke, Alkohol, Nikotin und Stress führen zur heillosen Übersäuerung des Magens, die auf Dauer die Magenwände angreift.

Doch nur wenn der Körper ausgetrocknet ist, kann das Problem sich wirklich ausbreiten. Ist der Körper ausreichend hydriert, kommt es kaum mehr zu Sodbrennen.

Die üblicherweise verschriebenen Säurebindemittel verstärken auf Dauer das Problem nur noch und sind für eine langfristige Anwendung nicht empfehlenswert.

Arthritis

Das als Arthritis bekannte Problem kennen wir auch unter den Namen Rheumatismus oder Gelenkschmerzen. Es befällt junge und alte Menschen, doch steigt die Chance auf eine Erkrankung im Alter über 40. Die moderne Medizin hat keine wirksame Heilmethode gegen dieses Leiden. Einzig schmerzstillende Mittel werden verordnet, die jedoch die Vergiftung des Körpers nur noch vorantreiben. Neuere Forschungen deuten darauf hin, dass eine Dehydrierung der Gelenke die wahre Ursache für arthritische Beschwerden ist.

Rückenschmerzen

Auch diese ab dem mittleren Alter enorm verbreiteten Beschwerden können durch die richtigen Wassertrinkgewohnheiten gelindert werden.

Migräne

Dr. Batmanghelidj zufolge ist Migräne ein Zeichen dafür, dass das Gehirn mehr Wasser benötigt. Auch Augenschmerzen haben ihren Ursprung in der Dehydrierung. Austrocknung in den Gelenken führt zu Arthritis, im Rückgrat führt sie zu Rückenschmerzen und im Gehirn und in den Augen zu Migräne. Schmerzen sind nichts anderes als ein Schrei des Körpers nach mehr Wasser.

Darmerkrankungen

Eine Entzündung des Dickdarms folgt einem Feuchtigkeitsmangel im Darm. Dieser entzieht den Exkrementen zu viel Wasser, und da für eine reibungslose Abführung des Körperabfalls genügend Befeuchtung nötig ist, kommt es zu Schmerzen. Letztlich werden alle Darmbeschwerden wie Hämorrhoiden, Fisteln, Verstopfung usw. durch Austrocknung im Darmbereich verursacht.

Asthma

Asthma tötet Millionen Kinder und betrifft noch viele weitere Millionen Menschen weltweit. Auch hier, sagt Dr. Batmanghelidj, sei das einzige Heilmittel das Wasser.

Es gibt weitere Krankheiten wie Bluthochdruck, Diabetes, erhöhtes Cholesterin, Depressionen, Libidoverlust usw., die allein dadurch geheilt werden können, dass die Betroffenen ausreichend belebtes Wasser zu sich nehmen.

Hier aufgeführt wurden nur einige wenige Beispiele. Die Forscher, die sich mit den Vorteilen des Wassers beschäftigen, wissen auch, dass Dehydrierung den meisten chronischen Krankheiten zugrunde liegt. Da dieses Grundproblem aber so selten erkannt und daher auch nicht korrigiert wird, bleiben die Beschwerden bestehen.

Bei Arztbesuchen werden zwar Blutwerte gemessen und Medikamente verordnet, aber sehr selten wird nach den Wassertrinkgewohnheiten gefragt. Als Universalratschlag wird »Trinken Sie ausreichend Wasser« zwar routinemäßig ausgesprochen, doch ebenso routinemäßig von den Patienten ignoriert,

die meist irrtümlich annehmen, sie tränken schon genug. Von welch essenzieller Bedeutung und Notwendigkeit es ist, tatsächlich genug Wasser zu trinken, wird von den Ärzten nicht betont, stattdessen werden Medikamente verschrieben.
Dabei ließe sich zweifellos ein großer Teil unserer Krankheiten auslöschen oder effektiv bekämpfen, wenn wir nur das tatsächliche Bedürfnis unseres Körpers nach Wasser stillen würden.

Was ist belebtes Wasser?

Belebtes Wasser ist Wasser, dessen ursprüngliche, naturgegebene Struktur wiederhergestellt wurde. Genau dieses Wasser, das man auch als strukturiertes Wasser bezeichnet, findet sich im Zytoplasma des gesunden Bindegewebes.

Belebtes Wasser hat folgende Eigenschaften:

- Mineralstoffe werden gut gelöst.
- Mineralien, Vitamine und andere Nährstoffe werden aus dem Verdauungstrakt direkt ins Blut und von dort ins Gewebe transportiert.

Mit dem magnetischen Südpol magnetisiert wird das Wasser leicht basisch, mit dem Nordpol magnetisiert leicht sauer. Es absorbiert weniger Gase als gewöhnliches Wasser. Durch die Magnetfeldbehandlung kann die Gasabsorption noch weiter reduziert werden.

Um totes in belebtes Wasser zu verwandeln, sind zwei Schritte nötig:

- Das Wasser einer Strudelbewegung unterziehen, damit es seine Struktur zurückerhält.
- Das Wasser magnetisieren, um den Energiegehalt zu erhöhen.

Wie bereits ausgeführt wurde, ist Leitungswasser energetisch tot und enthält diverse für den Körper schädliche Stoffe. Dieses Wasser einer Strudelbewegung auszusetzen, stellt die Lebensenergie darin wieder her. Wassermoleküle werden von ihrem ungeordneten Zustand in ordentliche Cluster überführt, und jeder Tropfen erhält wieder eine intakte kreisrund geformte Membran. Sauerstoff wird wieder in hohen Mengen aufgenommen und rasch ans Gewebe abgegeben.

Ein Wasserwirbler, der für die nötige Strudelbewegung sorgt, ist *kein* Filter. Er stattet das Wasser nur mit neuer Energie aus, befreit es aber nicht von chemischen Schadstoffen. Wie Letzteres durch Magnetfelder und eine Veränderung der Moleküldrehrichtung erreicht werden kann, wird später genauer dargelegt.

Wichtig ist, dass die Strudelbewegungen des Wasserwirblers das Gedächtnis des Wassers an schädliche Stoffe löschen. Das funktioniert ähnlich wie beim Löschen einer Musikaufnahme auf Tonband – das Band ist danach wieder frei von Signalen und kann einen neuen Song aufnehmen.

Ebenso wird dem Wasser auf seinem Weg durch den Wasserwirbler die »Erinnerung« an ehemals vorhandene Schadstoffe genommen. So wird das belebte Wasser in jeder Hinsicht gesünder und sicherer.

Immunschutz und Magnetisierung

Setzt man Wasser einem Magnetfeld aus, dann unterstützt das seine Bereicherung um wünschenswerte Eigenschaften. Im nächsten Kapitel geht es noch genauer um die Wirkung magnetisierten Wassers auf unsere Gesundheit.

Das belebte Wasser erhält seine gesamte Lebenskraft zurück. Es hydriert den Körper leicht und schnell, da es denselben Energiegehalt besitzt wie das Wasser im Bindegewebe. Die Verdauung wird ebenfalls beschleunigt.

Auf jeden Fall aber sollte das *Wasserprotokoll* aus dem zweiten Kapitel dieses Buchs exakt eingehalten werden, um vom belebten Wasser richtig zu profitieren. Es reicht nicht aus, dem Körper belebtes Wasser zuzuführen, das muss auch *unbedingt* in der korrekten Art und Weise geschehen, damit der Körper es optimal nutzen kann. Es wäre an dieser Stelle sinnvoll, sich noch einmal mit dem Inhalt von Kapitel 2, speziell mit dem Wasserprotokoll, vertraut zu machen.

Bleibt noch die Frage nach den im Wasser in unterschiedlicher Konzentration verbleibenden chemischen Stoffen.

Das revitalisierte und magnetisierte Wasser ermöglicht dem Körper eine effizientere Funktionsweise und fördert so ein gutes Immunsystem. Die Schäden, welche die verbleibenden Chemikalien noch anrichten können, sind damit minimal, auch auf lange Sicht. Manche Fachleute sind der Ansicht, dass bipolare Magnetfelder den Spin (die Drehrichtung) der schädlichen Wassermoleküle zur selben Polarität wie der der Zelle hin wandeln können und daraufhin die Schadstoffe ohne weitere Schäden aus der Zelle abtransportiert werden.

10.

Die Wunderbotschaft des Wassers

Der japanische Forscher Masaru Emoto gilt weithin als visionäres Genie. Seit über 25 Jahren befasst er sich mit dem faszinierenden Studium des Wassers. Emoto hat bewiesen, dass Wasser auf menschliche Reize wie Gedanken, Musik, Sprache oder Schrift fast wie ein Lebewesen reagiert. Sein erfolgreicher Bestseller *Die Botschaft des Wassers* wurde in viele Sprachen übersetzt. Emotos Forschung hat ergeben, dass das Wasser auf menschliche Schwingungen, Energien, Musik, Sprache, ja sogar Gedanken wie ein sensibles Lebewesen reagiert.

So überraschend, wie das vielleicht klingt, ist es nicht. Führt man diesen Gedanken fort, zeigt sich, dass Wasser für Menschen wie für Tiere und Pflanzen das Medium ist, das die Lebenskraft überträgt und die Organismen am Leben erhält. Es reagiert auf menschliche Regungen wie Mitleid oder Liebe und auf die negativen Gefühle wie Hass und Ärger ebenso, wie wir selbst darauf reagieren - mit unseren Gehirnen, die zu 90 Prozent aus Wasser bestehen! Im Gehirn könnte ja das, was reagiert, tatsächlich Wasser sein und nicht Gewebe. Dann stellt sich die Frage, was eigentlich die Grundlage für unsere Denkfähigkeit bildet? Ist es wirklich das Gehirn als solches - oder letztlich das Wasser, aus dem es besteht?

Die Medizin befasst sich schon seit etlichen Jahrzehnten intensiv mit der Funktionsweise des Gehirns. Fest steht, dass nur wenige Bestandteile des Gehirns aus fester Substanz bestehen. Und auch die können ohne Wasser nicht funktionieren. Die konventionelle Forschung konzentriert sich auf die Funktion der festen Gehirnteile, während es scheint, als ob es tatsächlich das Wasser in den flüssigen Bestandteilen ist, das seine Funktion steuert. Das Wasser als die Macht hinter unseren Gedanken?

Studien von Dr. Ben Gelly zeigen, dass Stress und Depressionen (schließlich eine Folge unseres Denkens) viel mit Dehydrierung zu tun haben und sich bei Rehydrierung der Zustand der Patienten deutlich bessert.

Der indische Wissenschaftler Dr. Jagdish Chandra Bose hat pflanzliches Leben genau studiert. Er fand mithilfe verschiedener Instrumente heraus, dass Pflanzen auf die Gedanken einer Person in ihrer Nähe reagieren. In Versuchsreihen stellte er fest, dass Erntepflanzen, die regelmäßig berührt und mit Liebe gewässert werden, mit denen sanft gesprochen wird, als seien sie aufmerksame Zuhörer, bessere Erträge abgeben und lebendiger aussehen. Sind gewalttätig gesinnte Personen in der Nähe, erzittern Pflanzen vor Furcht. Diese ängstlichen Schwingungen wurden bei Emoto mit sensiblen Instrumenten aufgezeichnet. So ließ sich feststellen, ob die Pflanzen »glücklich« oder »unglücklich« waren.

Wir müssen akzeptieren, dass es in Bezug auf unsere gefühlsmäßige Wirkung grundsätzlich nur wenig Unterschiede zwischen menschlicher und pflanzlicher Reaktion gibt, selbst wenn unsere biologischen Baupläne sehr stark voneinander abweichen. Wenn nun Pflanzen auf menschliche Emotionen ansprechen, ergibt sich die Frage: Welcher Teil der Pflanze steuert ihre emotionale Reaktion? Anders als Menschen haben Pflanzen kein Gehirn - es gibt bei ihnen keinen Teil, den wir als Sitz der Intelligenz festlegen könnten. Wenn nun die ganze Pflanze sensibel auf äußere Schwingungen reagiert, dann muss auch die ganze Pflanze Eigenschaften besitzen, die dem Gehirn des Menschen ähneln!
Auch Pflanzen bestehen chemisch betrachtet aus einer Mischung aus fester organischer Substanz und Wasser. Ein kurzer Exkurs zum Begriff organische Substanz: In der Natur lassen sich fast alle chemischen Verbindungen in zwei Gruppen aufteilen: organische und anorganische. Kohlenstoff ist eines der Elemente, das reichlich in der Natur vorkommt. Die Fähigkeit des Kohlenstoffs, mit

Wasserstoff und anderen chemischen Elementen Verbindungen einzugehen, ist einzigartig. Alle Kohlenstoffverbindungen gelten als organische Verbindungen. Die restlichen Elemente auf dem Periodensystem zählt man zu den anorganischen Verbindungen.

Überraschenderweise ist die Zahl organischer Verbindungen, die die Wissenschaft heute kennt, viele Hundert Mal größer als die gesamten restlichen anorganischen Verbindungen.

Daher hat die Lehre der Kohlenstoffverbindungen auch zu Recht einen eigenen Platz in der Chemie, den man heute als organische Chemie bezeichnet. Pflanzen und Menschen bestehen aus organischer Substanz und Wasser. Wenn wir uns die 90 Prozent des Gehirns wegdenken, die aus Wasser bestehen, bleiben nur noch 10 Prozent organische Substanz. Denken wir uns die 70 Prozent Wasser weg, aus denen der menschliche Körper besteht, bleiben noch 30 Prozent organische Substanz. Dasselbe gilt auch für Pflanzen.

Noch keine Studie hat irgendwelche Hinweise auf ein Gedächtnis der organischen Substanz zutage gefördert. Mit anderen Worten, organische Materie ist immun gegenüber Gedankenschwingungen - quasi hirntot. Doch das ist bei Wasser nicht der Fall. Wasser scheint sogar in Kontakt mit hirntoter Materie noch ein Gedächtnis zu besitzen. Wie schon ausgeführt, hinterlassen Chemikalien in Wasser ihre schädlichen Schwingungen, auch wenn sie selbst schon lange daraus entfernt wurden - das Wasser »erinnert« sich an ihre Präsenz.

Es bleibt nur ein Schluss:

Bei Menschen wie bei Pflanzen kommen das Gedächtnis und die Reaktionen auf Gedanken aus dem Wasser, aus dem sie bestehen - nicht aus der organischen Substanz.

Es muss also niemanden überraschen, dass Pflanzen auf Emotionen wie Liebe oder Hass ansprechen, da es das Wasser in ihnen ist, das die Schwingungen auffängt und umsetzt.

Emotos Versuche haben diese Ergebnisse fortgesetzt und vertieft. Er ließ Tropfen von Wasser, das verschiedenen Emotionen ausgesetzt war, einfrieren und fotografierte sie mittels eines Dunkelfeldmikroskops. Wurde das Wasser vorher liebevoll angesprochen, veränderte sich die molekulare Struktur auf der Aufnahme zu einer hexagonalen Blütenformation.

Emoto ist der Ansicht, dass das Wasser uns zu einer tieferen Selbstinspektion auffordert. Es spricht zu uns mit der Weisheit aus Millionen von Jahren. Und die Qualität des Wassers in unserem Innern steht in direkter Verbindung zu der Art von Mensch, der wir sind.

Emoto betont, dass auch die Erde selbst einen Körper hat, der zu 70 Prozent aus Wasser besteht. Man schätzt die Gesamtwassermenge unseres Planeten auf rund 1200 Trillionen Liter. 97 Prozent davon sind Salzwasser, das wir nicht verwerten können. Nur 3 Prozent sind Süßwasser, wovon wiederum das meiste in den polaren Eisschichten und Gletschern eingefroren ist. Weniger als 1 Prozent des Gesamtwassers auf diesem Planeten steht also Menschen, Tieren und Pflanzen zur Verfügung.

Emoto betont, dass wir in einem Körper aus Wasser leben. Das Wasser in unserer Außenwelt wird von Natur aus von dem Wasser in unseren Körpern angezogen.

Nach dem Genuss frischen Felsquellwassers fühlen wir uns belebt und positiv. Die Müdigkeit ist wie weggeblasen, und wir können die Natur um uns herum wieder mit Staunen genießen. Die Luft duftet frisch, der Himmel erscheint uns freundlich und die Pflanzenwelt gesund und lebendig. Das hat seinen Grund in dem kristallklaren, reinen Wasser in unserem Innern, das die Macht hat, unsere Gedanken zu verändern.
Die Energie, die wir mit dem Wasser höheren Energiegehalts aufnehmen, durchströmt jede Körperzelle. In energetisiertem Wasser gibt es keine Spuren oder Signale von Giftstoffen. Das Gehirn spricht sofort auf die guten Schwingungen an und reagiert mit aufmerksamer Energie.
Wer Masaru Emotos *Botschaft des Wassers* liest, sieht Wasser danach nie mehr mit denselben Augen wie vorher. Die Gleichgültigkeit gegenüber dieser gratis verfügbaren Alltagsflüssigkeit verschwindet, und wir spüren voller Respekt und Dankbarkeit, dass Wasser uns am Leben hält.

11.

Die Weisheit der alten Inder

Vieles deutet darauf hin, dass man im alten Indien bereits bestens über die außergewöhnlichen Kräfte des Wassers Bescheid wusste. Nur ein Beispiel dafür ist die Eigenurintherapie. Erst in der ersten Hälfte des letzten Jahrhunderts wurde diese Methode in England wiederentdeckt und weltweit bekannt mit dem Erscheinen des Buches *Urin, Wasser des Lebens* von John W. Armstrong Mitte der 1940er-Jahre.

Dass diese Therapieform wieder an Popularität gewinnt, erkennt man leicht an der steigenden Anzahl von Buchtiteln, die jedes Jahr zu diesem Thema neu auf den Markt kommen. Dass tatsächlich Indien die Anerkennung für die Entdeckung dieser Therapie vor Tausenden von Jahren gebührt, weiß leider kaum jemand. Die Eigenurinbehandlung als medizinisches Heilmittel wird schon in frühen ayurvedischen Texten erwähnt. Die Methode fand als »Shivambu« bezeichnet Eingang in die ältesten heiligen Schriften Indiens. Gott Shiva, glaubt man, habe die heilende Wirkung von Urin seiner Gattin Parvati enthüllt, nachzulesen im *Damar Tantra*.

Heute hat die Eigenurintherapie (EUT) sowohl in Indien als auch im Rest der Welt begeisterte Anhänger gefunden. Dr. Khare, Urologe am J. J. Krankenhaus in Mumbai, hat 3000 Fälle chronischer und bösartiger Erkrankungen mit dieser Methode geheilt.

Wer die Therapie mit dem Wissen über Wasserenergie betrachtet, ist über diese Erfolge nicht überrascht. Energetisch totes Wasser durchläuft den Körper in kurvenreichen Bahnen und entzieht dem Körper dabei Lebenskraft zur eigenen Energetisierung. Wird es als Urin ausgeschieden, ist diese Lebenskraft noch intakt. Wenn wir es dann wieder trinken, kann der Körper sich die verlorene

Energie zurückholen – darin könnte das wahre Geheimnis der EUT liegen.
Das Verabreichen energetisierten Wassers führt erwiesenermaßen zu einem 70-prozentigen Rückgang weit fortgeschrittener Krebserkrankungen. Die Wirkung kommt weniger aus dem eigenen Körper, sondern aus dem Wasser.

Heiliges Tempelwasser

Die religiösen Riten der Hindus lassen keinen Zweifel daran, dass sie mit dem expliziten Zweck entwickelt wurden, aus Wasser Energie zu gewinnen. Die alten Inder scheinen über die im Wasser enthaltene Lebensenergie und seine Fähigkeit, Informationen auf den menschlichen Körper zu übertragen, gut informiert gewesen zu sein. Es verwundert nicht, dass Wasser als eines der lebensschaffenden Elemente gilt.
Ein genauerer Blick auf die religiösen Praktiken in verschiedenen Tempeln bestärkt diese Ansicht. Die Abbilder der indischen Götter wurden bekanntlich aus sorgfältig ausgewähltem Gestein gehauen. Das Agama Shastra befasst sich ausführlich mit den

Gesteinsarten, die sich für Abbilder der Gottheiten eignen. Bestimmte Steine können nicht nur Bakterien abtöten, sondern auch dem Wasser, das man über sie laufen lässt, bestimmte Eigenschaften mit auf den Weg geben. Eine wissenschaftliche Studie über die empfohlenen Gesteinsarten für Bilder von Gottheiten in Verbindung mit den wasserverändernden Eigenschaften dieser Steine könnte letztlich zur Entwicklung von Wasserreinigungssystemen führen, die keimfreies, energetisiertes Wasser zum kleinen Preis liefern könnten.

Die meisten Gottheiten in den Tempeln wurden in menschlicher Gestalt dargestellt. Sie wurden täglich mit Wasser aus einer Muschelschale gewaschen, wobei die Muschelschale für spiralförmige Bewegung steht, denn daraus ausgegossenes Wasser gerät in eine Strudelbewegung und wird so energetisiert – es handelt sich also um eine Art natürlichen Wasserwirbler. Das Wasser wird über das steinerne Abbild gegossen, fließt daran langsam und kurvenreich hinab und sammelt sich unten wieder.

Das gesammelte Wasser heißt *Teertha* und wird den Gläubigen dreimal verabreicht. Dazu wird ein

Mantra gesprochen, zunächst das *Prathamam Karya Siddyartham*, was so viel heißt wie: »Mithilfe dieses Wassers sollst du deine Ziele erreichen.« Das zweite Mantra *Dwiteeyam Dharma Sadhanam* bedeutet: »Mit der Kraft dieses Wassers werde fähig, dein Leben so zu führen, wie es dir verordnet ist.« Das dritte Mantra *Truteeyam Mokshamapnoti* wünscht den Gläubigen die Fähigkeit, sich von weltlichen Bedürfnissen zu befreien. *Teertha* gilt von jeher als heiliges Wasser. Um seine besondere Macht ranken sich zahllose Legenden. Und wir wissen, warum sie wahr sind.

Sandhya Vandana

Sandhya Vandana ist ein tägliches Ritual, das alle gläubigen Hindus praktizieren. Bei dem gesamten Prozess spielt Wasser eine große Rolle. Zunächst wird es durch Mantras energetisch aufgeladen, dann gewinnen die Gläubigen Energie aus ihm. Masaru Emotos Versuche haben bereits ergeben, dass Wasser auf die menschlichen Stimmungen in seiner Umgebung reagiert. In alter Zeit wurde das *Sandhya Vandana* in einem Fluss stehend ausgeführt. »Sandhya« steht für den Übergang, wenn der Tag endet und die Nacht beginnt oder wenn die Nacht endet und der neue Tag geboren wird. Beiden Tageszeiten und ihrem Aufeinandertreffen von Gegensätzen schreibt man immense Kraft zu - es ist eine Zeit, zu der die subtilen Kräfte der Natur ihre ganze Macht entfalten.

Das Ritual beginnt damit, Wasser in der hohlen Handfläche zu halten und dreimal davon zu trinken, während man die passenden Mantras spricht. Die 24 Namen der Gottheit, die ihre Macht preisen, werden rezitiert, während die befeuchtete Hand - ähnlich wie beim Reiki - verschiedene Körperteile berührt.

Das *Arghya*-Mantra, bei dem mit Wasser in der Hand rezitiert wird, zeigt deutlich, dass hier die subtile Wasserenergie möglichst direkt angezapft werden soll. Bedenkt man, dass die das *Arghya* spendende Person ursprünglich dabei mitten in einem Fluss stand, erkennt man auch, dass die Energie aus dem Flusswasser gewonnen werden sollte. Es ist interessant, dass das Mantra nur um *Prachodayat* bittet, also um die Erhöhung des

Dhee (Prana), und sich nicht mit materiellem Reichtum oder Vorteil befasst.

Das mittägliche *Sandhya*-Ritual ist noch aufschlussreicher. Hier wird das *Arghya* direkt zur Sonne gerichtet. Der Gläubige rezitiert mit Wasser in der Handfläche: »Lass mich hundert Jahre lang leben./Lass mich hundert Jahre lang glücklich sein./Lass mich Reichtümer für hundert Jahre besitzen./Lass mich hundert Jahre Spaß am Leben haben.«

Ayurvedische Heiler von damals erkannten auch schon die Bedeutung des Wassers bei der Genesung von Kranken, wie man an dem Spruch *Oushadheem Jhanavi Toyam* erkennt, wobei *Jhanavi* sich auf das Wasser bezieht, das als unverzichtbarer Bestandteil der Heilung anerkannt wird.

12.

Magnetfeldtherapie

Magnete gehören zu den frühesten Entdeckungen der Menschheit. In der Natur kommen sie in Form von Magneteisenerz vor. Ihre Fähigkeit, Dinge anzuziehen und abzustoßen, beschäftigte und faszinierte schon die Menschen der frühesten Zivilisationen.

Auch die Heilkraft der Magnete ist schon seit Jahrtausenden bekannt. Die Anwendung von Magnetfeldtherapien findet schon Erwähnung im Grundlagenwerk zur Traditionellen Chinesischen Medizin, dem *Buch des Gelben Kaisers zur Inneren Medizin*, das um 2000 v. Chr. geschrieben worden sein soll.

Dass wir in einem einzigen großen Magnetfeld leben, da die Erde selbst ein gigantischer Magnet ist, entdeckte man vor Jahrhunderten, und das Magnetfeld der Erde gilt unter Fachleuten als für Tiere, Pflanzen und Menschen gleichermaßen heilkräftig. Die frühen Zivilisationen profitierten von einem noch gänzlich ungestörten und unvermischten Magnetfeld. So erleben wir es heute nicht mehr. Sendeleitungen, Fernseh-, Funk- und Mikrowellenstrahlung und ähnliche menschliche Interferenzen haben dieses Magnetfeld sehr in seiner Wirkung geschwächt.
Die Magnetfeldtherapie erregte im frühen 20. Jahrhundert in Medizinerkreisen große Aufmerksamkeit. Vor allem in Japan wurde die Wirkungsweise von Magneten bei der Behandlung verschiedenartigster Erkrankungen extensiv erforscht. Und Japan ist bis heute die führende Nation in der medizinischen Magnetfeldforschung. Bei den Japanern sind auch Magnetbetten sehr beliebt - über zehn Millionen schlafen darin, um zu entspannen und neue Energie zu gewinnen. Nach Ansicht der japanischen Experten schaffen Magnete Abhilfe

bei Müdigkeit, Hüftbeschwerden, Karpaltunnelsyndrom (vor allem bei Computeranwendern), Asthma, Migräne usw. Aus Japan kam diese Therapieform in den Westen und fand auch hier viele Anhänger, darunter Psychologen, Ärzte, Physiotherapeuten, Sportler usw. Die Magnetfeldtherapie konnte die Unterstützung hochangesehener Mediziner wie Dr. William Philpot aus Oklahoma gewinnen, einem Neurologen, der nach jahrelanger Forschung bekanntgab, dass ein negatives Magnetfeld im Körper das Schlafhormon Melatonin anregt und für einen ruhigeren Schlaf sorgt. Der US-Golfer Jim Colbert sagt, dass seine kaputte Bandscheibe ihm keine Schmerzen bereitet, wenn er Magnetauflagen benutzt. Sogar die US-Lebensmittelbehörde FDA (Food and Drug Administration) hat den Vertrieb und Einsatz verschiedener Magnethilfsmittel in den USA gebilligt.

Versuchsreihen an dem adventistisch getragenen medizinischen Forschungscenter Loma Linda in Kalifornien und an anderen Universitäten ergaben, dass viele chronische und arthritische Beschwerden auf eine schlechte Gefäßdurchblutung und Störungen im Nervengewebe zurückzuführen sind. Wenn die Nährstoffe nicht mehr alle Zellen erreichen, ist eine chronische Erkrankung die Folge.

Heute wird die Magnetfeldforschung überall auf der Welt vorangetrieben: Zur therapeutischen Verwendung von Magneten erschienen seit 1960 allein über 4000 wissenschaftliche Periodika.

Ganz allgemein wirken Magneten schmerzlindernd und entzündungshemmend. Das Gewebe scheint vom Magnetfeld zu energischerer Arbeit angeregt zu werden, daher verbessert sich die Durchblutung in den behandelten Bereichen. Unter Magnetfeldeinfluss wird offensichtlich auch mehr Sauerstoff aufgenommen. Mit so angeregter Aktivität können dann auch Abfallstoffe besser abtransportiert werden, und die Zellfunktion verbessert sich deutlich.

Jedes Wassermolekül im Körper ist polarisiert, was bedeutet, es besteht aus einem elektrisch eher positiv geladenen und einem eher negativ geladenen Anteil. Die Polarisierung steht in direktem Kontakt zu umgebenden Magnetfeldern. Daher hat jede Zelle aus Wassermolekülen ein negatives und ein positives Feld. Nachts wirkt das negative Magnetfeld der Erde stärker: erholsamer Schlaf, Energieerneuerung und biologische Heilung werden gefördert. Sobald die Sonne aufgeht, regt dann positive Magnetfeldenergie (Nordpolenergie) unsere Aktivität an. Tagsüber stehen wir also unter dem Einfluss des magnetischen Nordpols und nachts unter dem des magnetischen Südpols.

Es scheint fast so, als hätten Magneten bei beinahe allen Krankheitsfeldern schon heilende Wirkung gezeigt, ebenso wie Wasser. Man setzt Magneten zurzeit weltweit gegen Schlafstörungen, Schmerzen und Entzündungen ein. Ein Vorteil der Magnetfeldtherapie ist neben ihren geringen Kosten, dass es keine unerwünschten Nebenwirkungen gibt. Dr. med. Philpot ist Vorsitzender des Bioelektronischen Magnetinstituts von Oklahoma City. Er ist überzeugt, dass der menschliche Körper an sich ein elektromagnetisches Gerät ist. Jede Körperzelle besitzt ein positiv und ein negativ geladenes Feld. Das Magnetfeld der Erde beeinflusst die Zellen und damit alle irdischen Aktivitäten, die Lebewesen gesund und lebendig erhalten. Der

Erdmagnetismus aktiviert das Enzymsystem in Obst und Gemüse, das für deren Wachstum zuständig ist. Und er beeinflusst 24 Stunden am Tag den menschlichen Körper durch positive und negative Kraftfelder. Die Zirbeldrüse regelt im Kopf die Funktion von Hormonen und Enzymen. Man kann sie als »magnetisches Organ« bezeichnen, da Magnetitkristalle in ihr vorhanden sind. Sie reagiert auf Magnetfelder höchst sensibel. In der Zirbeldrüse wird über Nacht, wenn das negative Erdmagnetfeld vorherrscht, das Hormon Melatonin produziert. Mit fortschreitendem Alter produzieren wir immer weniger Hormone, aber der Körper benötigt paradoxerweise immer noch dieselbe Menge für einen ruhigen, gesunden Schlaf. Es ist also sinnvoll, die Hormonproduktion durch Magnete anzuregen.

Im Folgenden einige weitere Expertenmeinungen zur Magnetfeldtherapie:

➢ *Die Magnetfeldtherapie ist nicht nur einfach, effizient und kostengünstig, sie ist außerdem garantiert ungefährlich.*

Dr. med. Louis Donnet, *Magnets for Your Health*

➢ *Die Magnetfeldtherapie ist in Japan und in weiten Teilen Europas und Asiens zu einer Art Volksmedizin geworden, einer zuverlässigen medizinischen Selbsthilfe.*

Richard Leviton, »Healing With Nature Energy«, *East West Journal*, Juni 1986

➢ *Wir stehen an der Schwelle eines großen neuen Zeitalters der Wissenschaft vom Magnetismus und seinen Anwendungsgebieten. Das Werkzeug dazu hat uns Mutter Natur geliefert.*

Dr. Ralph U. Sierra, *Power in a Magnet to Heal*

➢ *Die erstaunlichen Erfolge der Magnetfeldtherapie sichern ihr einen Platz von beachtlicher Bedeutung unter den verschiedenen Therapieformen.*

Dr. med. Neville S. Bengali,
Magnet Therapy Theory and Practice

➢ *Eine Revolution in der Behandlung von Muskelverletzungen, Gelenkschmerzen und Haltungsproblemen.*
Wir haben 4.000 Schleudertrauma-Patienten mit Magneten behandelt und 80 Prozent davon geheilt.

Dr. med. J. B. Baron auf dem Medizinerkongress
am Baylor College of Medicine, Texas

Ein kleiner Exkurs über magnetische Polarität:

Wie wir wissen, besitzt jeder Magnet zwei Pole, einen Nord- und einen Südpol. Über die Benennung dieser beiden Pole herrscht einige Verwirrung. Was in einigen Ländern der Südpol ist, heißt in anderen Nordpol und anders herum – und diese Uneinigkeit besteht überraschenderweise bis heute. Es müssten sich nur einmal die führenden Kapazitäten auf diesem Gebiet zusammensetzen und sich für eine einheitliche Terminologie entscheiden, dann wäre schon eine große Hürde auf dem Weg zur Anerkennung der Magnetfeldtherapie als nützliche Behandlungsmethode für Laien genommen. In diesem Buch möchte ich das Benennungssystem übernehmen, das von der Mehrzahl der Institutionen und Forschungseinrichtungen verwendet wird. Ein hängender Magnet pendelt sich immer mit einem Ende zur Himmelsrichtung Norden hin und einem zur Himmelsrichtung Süden hin aus. Das Ende, das nach Norden zeigt, heißt auch Nordpol; es handelt sich dabei um den positiven Pol. In therapeutischer Anwendung bezeichnet man es aber als Bio-Südpol. Und obwohl das reichlich verwirrend ist, möchte ich alle drei

Bezeichnungen einführen, da sie alle in verschiedenen Büchern verwendet werden und daher auch alle verstanden werden sollten.

Der *Südpol (Bio-Nordpol)* hat folgende Eigenschaften. Er ...

- ... ist negativ und zieht daher positiv aufgeladene Komponenten im Blut (wie Eisen) an.
- ... wirkt schmerzstillend.
- ... beruhigt die Nerven und lindert Gelenkentzündungen.
- ... vermindert Verdauungsvorgänge.
- ... hemmt das Bakterienwachstum.
- ... zieht Sauerstoff im Blut an.
- ... macht Gewebe basischer.
- ... reduziert den Säuregehalt.
- ... macht die Wirkung von Elektrosmog rückgängig.
- ... beschleunigt die Blutgerinnung und reduziert Wundblutungen.
- ... macht Gefäße elastischer.

- ... löst Fettablagerungen auf und neutralisiert anormale Kalzium-Ionen.

Im Gegensatz dazu hat der *Nordpol (Bio-Südpol)* folgende Eigenschaften.
Er ...

- ... ist positiv.
- ... verleiht neue Energie.
- ... regt alle Lebens- und Wachstumsformen an, auch Bakterien, daher ist seine Anwendung bei bestehenden Infektionen schädlich.
- ... regt die Organfunktionen an.
- ... erhöht Aktivität.
- ... zieht Wasserstoff an.
- ... steigert den Säuregehalt.

Der Nordpol wird bei therapeutischen Anwendungen nur selten eingesetzt. Normalerweise ist es der negative Südpol, der zur Heilung angewendet wird.

Gegenanzeigen

Auch wenn die Magnetfeldtherapie als unbedenklich betrachtet werden kann, gibt es doch Fälle, in denen aus Vorsicht davon abgeraten wird:

- bei Schwangerschaften (nur direkte Anwendung),
- bei Epilepsie,
- bei eingesetzten Herzschrittmachern,
- bei Kleinkindern.
- Starke Magneten nicht auf den Augen, am Kopf und niemals am Herzen anwenden!

Die moderne Medizin hat erkannt, dass ein Mangel an einem der beiden Magnetfelder bei einem Patienten zu verschiedenen Beschwerden führen kann, von steifem Nacken oder Rücken über Brustschmerzen und Verstopfung bis hin zu allgemeiner Müdigkeit. Das wird als Magnetfeld-Mangel-Syndrom (MFDS – Magnetic Field Defiency Syndrom) bezeichnet.

13.

Warum die Magnetfeldtherapie »versagt«

Wer Freunde oder Verwandte mit chronischen Rückenschmerzen oder Arthritis fragt, ob sie es einmal mit Magnetfeldtherapie versucht haben, bekommt meist zur Antwort: »Ja, aber es hat nicht geholfen.« Es ist höchst unwahrscheinlich, dass jemand einmal behaupten würde, seine Beschwerden seien ausschließlich durch Magnete geheilt worden. Natürlich hören oder lesen die Menschen vom Nutzen der Magnetfeldtherapie und, da Magnete nicht teuer sind, kaufen und benutzen sie die Magnete auch. Doch meist geben sie rasch wieder auf, weil sie keine Verbesserung spüren.

Die Heilkunst mithilfe von Magneten ist möglicherweise bereits Jahrtausende alt. Sie ist weltweit bekannt, und Beispiele für ihre Anwendung lassen sich in den alten Kulturen fast jedes Landes finden. Auch gibt es jede Menge Fachliteratur in vielen Sprachen zu diesem Thema. Trotzdem ist die Magnetfeldtherapie beispielsweise in Indien nicht sehr beliebt. Andere, ähnlich uralte Heilsysteme erfahren von Tag zu Tag größere Akzeptanz und können immer mehr Anhänger begeistern, die Homöopathie oder die graeco-arabische Heilkunde Unani gehören etwa dazu. Das liegt daran, dass ein großer Anteil derer, die sich der Behandlung unterzogen haben, von guten Resultaten berichtet. Auch neuere Systeme wie die Prana-Lehre, Reiki oder die Sujok-Therapie finden Anklang bei vielen Menschen, obwohl sie ohne Medikamente auskommen. Auch hier kann man beobachten, dass zahlreiche Behandelte positiv von den Erfolgen dieser Methoden berichten.

Nicht so die Magnetfeldtherapie. Ein möglicher Grund, warum dieses System nicht so beliebt wurde, ist, dass es nur einen geringen kommerziellen

Wert hat. Magnete kann man für relativ wenig Geld selbst kaufen, und man muss keinen Therapeuten in einer Praxis aufsuchen. Da die Magnete zudem auch noch sehr lange haltbar sind und von der ganzen Familie verwendet werden können, sind sie wenig reizvoll für die Industrie. Anders als Reiki- und Prana-Heiler haben Magnetfeldtherapeuten kaum eine nennenswerte Möglichkeit, ihre Kunst in großem Stil professionell auszuüben. Es gibt keine Magnetfeldtherapie-Kliniken, und auch in den regierungsgeförderten homöopathischen oder ayurvedischen Krankenhäusern wird Magnetfeldtherapie nicht angeboten. Die Ärzte empfehlen Magnete selten, da die Endresultate schwer messbar sind. In Indien wurden zudem keine verlässlichen Studien von glaubwürdigen medizinischen Einrichtungen durchgeführt, und nur so könnte diese Therapieform zu der ihr gebührenden Anerkennung finden. Die mangelnde Einigkeit, die in der Fachwelt allein schon über die Benennung und Begrifflichkeiten herrscht, verwirrt Laien und hält sie von einer langfristigen Eigenanwendung ab.

Doch trotz dieser gewichtigen Gründe bleibt die Tatsache bestehen, dass auch unter solchen Patienten, die guten Glaubens mit der Magnetfeldtherapie begannen, die Misserfolgsquote recht hoch ist. Und nur die positive Resonanz durch Endverbraucher kann eine Heilmethode tatsächlich populär machen, egal, was in Büchern darüber stehen mag. Leider fehlt diese Resonanz, und so setzt kein rechter Werbeeffekt ein.

In Japan, wo die Magnetfeldtherapie sehr beliebt ist, sieht die Lage anders aus. Dort werden Blind- und Doppelblindversuche von renommierten Krankenhäusern und Forschungseinrichtungen durchgeführt. Forschungsarbeiten werden in großer Zahl publiziert (über 4000 allein im vergangenen Jahrzehnt), was zu einer besseren öffentlichen Akzeptanz führt. Natürlich steht man einer Heilmethode positiver gegenüber, wenn Ärzte und Spezialisten sie empfehlen.

Magnetbetten, die etwa in Indien sehr teuer sind, kann man in anderen Ländern günstiger erstehen. So ein Bett hat den klaren Vorteil, dass die Behandlung buchstäblich im Schlaf stattfindet; es muss niemand Zeit für die Behandlung opfern - ein guter Grund, warum die Magnetfeldtherapie in Ländern mit erschwinglichen Magnetbetten populärer ist.

Der häufigste Grund aber, warum die Magnetfeldtherapie nicht anzuschlagen scheint, ist dass die Patienten sich nicht ans Wasserprotokoll halten. Sie wenden zwar Magneten an, doch ansonsten bleiben sie bei ihren Lebens- und Trinkgewohnheiten - und die Magnetfelder können nicht im Körper wirken, wenn er nicht ausreichend hydriert ist. Wer ausreichend Wasser von der richtigen Qualität trinkt, findet in der Magnetfeldtherapie einen schnellen und ungefährlichen Weg zur Heilung, auch und gerade für chronisch Kranke. Wer also mit einer Magnetfeldtherapie beginnen möchte, sollte unbedingt zunächst seinen Körper gemäß dem Wasserprotokoll aus Kapitel 2 hydrieren. Danach wird die Magnetfeldtherapie wahre Wunder bewirken!

14.

Magnetisiertes Wasser

Wenn Wasser durch ein Magnetfeld fließt, erfährt es bestimmte Veränderungen. Wasser ist ja keine hundertprozentig neutrale Verbindung. Es enthält Wasserstoff-Ionen und gelöste Mineralstoffe, und ein Magnetfeld ändert die elektrischen Eigenschaften beider Bestandteile. Obwohl Wasserstoff bei Zimmertemperatur gasförmig ist, gilt er dennoch als Metall, da er ähnlich wie Metall fast alle chemischen Reaktionen mit anderen anorganischen und organischen Stoffen aufnimmt.
Die Veränderung der elektrischen Eigenschaften verursacht eine vorübergehende Trennung von Mineralien und Wassermolekül-Clustern. Die Cluster werden kleiner. Das Wasser verhält sich, als wäre

es mit Wasserenthärter behandelt worden: Es wird auf natürliche Weise weich.

Die Erde besitzt ein gigantisches Magnetfeld mit einer Stärke von 0,5 Gauß. Gauß ist die Einheit, in der magnetische Feldstärke gemessen wird, und 0,5 ist ein vergleichsweise geringer Wert. Doch mit dieser Feldstärke werden sämtliche Erdoberflächen, wird das Wasser aus allen Seen, Brunnen und Flussläufen konstant aufgeladen.

Das wirkt sich positiv auf die Heilkräfte des Wassers aus. Leider schwindet diese Aufladung mit der bei uns üblichen Form des Wassertransports mit Hochdruckturbinen durch gerade verlaufende unterirdische Rohrleitungen mit rechtwinkligen Abzweigungen. Die Magnetwirkung geht verloren, und die Mineralmoleküle und Wassermolekül-Cluster verbinden sich wieder zu größeren Clustern.

Die Fähigkeit zur Sauerstoffaufnahme hängt von der Größe dieser Cluster ab, und größere Molekül-Cluster haben weniger Gesamtoberfläche zur Absorption zur Verfügung als mehrere kleine Cluster – also gelangt weniger Sauerstoff ins Wasser.

Um all diese Schädigungen des Wassers rückgängig zu machen, muss das Wasser erneut einem Magnetfeld ausgesetzt werden, so dass seine natürliche Balance wiederhergestellt wird. Dafür bieten sich zwei Methoden an. Bei der ersten kommen Nord- und Südpol des Magneten zum Einsatz, und die Mehrheit der Magnetfeldtherapeuten empfiehlt das so behandelte Wasser.
Die meisten Hersteller verwenden Magneten, um Kalkablagerungen zu reduzieren. So werden die Rohre auf billige Weise sauber gehalten. Der magnetische Bio-Südpol hilft bei der Kalkreduktion. Mit dem magnetischen Bio-Nordpol behandeltes Wasser wiederum wird zur Behandlung verschiedener Krankheiten eingesetzt. Das Bio-Südpol-Magnetfeld regt das ganze System an. Die besten Ergebnisse werden erzielt, wenn das Wasser erst kurz vor dem Trinken magnetisiert wird.

Wirkung magnetisierten Trinkwassers (Südpol, Bio-Nordpol):

- verbessert den Geschmack,

- macht das Wasser klarer,
- verbessert die allgemeine Gesundheit,
- reduziert den Säuregehalt,
- reguliert den pH-Wert des Körpers,
- verbessert die Wundheilung,
- magnetisiertes Badewasser lässt wundgelegene Stellen verschwinden,
- magnetisiertes Waschwasser lässt offene Wunden schneller heilen,
- hemmt Infektionen und beschleunigt den Heilprozess,
- Augenspülungen mit magnetisiertem Wasser heilen Augentrockenheit,
- lindert Verdauungsprobleme,
- verbessert die Nervenfunktion,
- stärkt die Nieren,
- verhindert – nach dem Wasserprotokoll getrunken – Gasbildung im Magen,
- soll Linderung bei Fieber, Halsschmerzen, Verdauungsproblemen, Verstopfung, Blähungen,

Mundgeschwüren, Magengeschwüren, Wechseljahrsbeschwerden und Menstruationsschmerzen bringen,

- macht die Haut weicher und verhindert bei regelmäßigem Waschen Akne und Ausschlag,
- gleicht Säure-Basen-Haushalt im Körper aus,
- lässt Molekularpartikel in schmerzenden Gelenken (Schulter, Knie usw.) zerfallen und entfernt so Blockaden, was den Schmerz stillt,
- befördert Gift- und Abfallstoffe effizienter aus dem Körper und verjüngt ihn dadurch,
- stärkt das vegetative Nervensystem,
- heilt viele chronische Leiden, besonders solche, die von Übersäuerung verursacht sind,
- bringt neue chemische und physikalische Eigenschaften mit sich,
- zeigt veränderte Dichte, einen veränderten Siedepunkt, veränderte elektrische Leitfähigkeit, Oberflächenspannung und Viskosität,
- verhindert Kalkablagerungen in den Arterien – ebenso wie in den Rohrleitungen.

Auch bei den hartnäckigsten Kalkablagerungen in verstopften Rohren zeigen Magnete nach längerer Anwendung die erhoffte lösende Wirkung, und der gesamte Kalk verschwindet. Diese Methode wurde von Dr. Bhulachand aus Pune in Indien erfolgreich gegen Arterienverkalkung eingesetzt, was Hunderten seiner Patienten eine Bypass-Operation erspart hat.

Magnetisiertes Wasser wird in den meisten russischen Kliniken als eine der ersten Therapien angeboten.

Russische Magnetfeldtherapeuten bestätigen, dass magnetisiertes Wasser sehr gut gegen Schwellungen in allen Körperteilen sowie zur Entfernung von Nierensteinen eingesetzt werden kann. Auch Patienten, die zur Nierensteinbildung neigen, bekommen keine, wenn sie magnetisiertes Wasser wie verschrieben trinken.

In Versuchsreihen wurde bewiesen, dass der Sauerstoffgehalt in magnetisch behandeltem Wasser höher ist als in gewöhnlichem Wasser. Magnetisiertes Wasser führt dem Körper Energie zu und regt die Hirntätigkeit an.

Bipolare Magneten

Üblicherweise liegen die zwei Pole eines Magneten sich auf verschiedenen Seiten gegenüber. Magnete unterscheiden sich zum Teil erheblich in Form, Größe und Stärke. Nur einige davon sind:

- Stabmagnete. An jedem Stabende sitzt ein Magnetpol.
- Hufeisenmagnete. An jedem Ende des Hufeisens sitzt ein Magnetpol.
- Ringmagnete. Jede Seite ist ein Magnetpol.
- Rechteckmagnete. Jede Seite ist ein Magnetpol.

Im Fall eines Bio-Magneten oder bipolaren Magneten, der durch einen speziellen Herstellungsprozess entsteht, sitzen aber beide Pole direkt nebeneinander. Auf diese Weise lässt sich die Energie beider Pole gleichzeitig ins Wasser leiten.

Magnetfeldtherapeuten empfehlen meist diese Magnetsorte, da sie die Energiebalance am besten ausgleicht und den Spin (die Drehrichtung) der Wassermoleküle korrigiert.

Spin der Wassermoleküle

Die Drehung eines Moleküls um seine eigene Achse bezeichnet man als Spin. Der Spin ist eine ganz natürliche Grundaktivität von Molekülen. Sie können sich entweder von links nach rechts oder von rechts nach links bewegen. Japanische Versuche haben ergeben, dass die Moleküle in totem Wasser rechtsdrehend sind.

Auch Wasser aus Krebszellen dreht nach rechts. Gesundes Wasser hingegen ist linksdrehend. Dem Magnetfeldtherapieforscher Dr. David gelang es, die Richtung von Elektronen-Spins zu ermitteln, die von den zwei Magnetpolen ausgingen. Er kam zu dem Schluss, dass der Südpol eine Linksdrehung (gegen den Uhrzeigersinn) verursacht und der Nordpol eine Rechtsdrehung (im Uhrzeigersinn).

Die aktuelle Theorie, dass freie Radikale die Ursache des Alterungsprozesses und degenerativer Krankheiten sind, gründet auf der Vorstellung, dass ein negativ geladenes Elektron seine Umlaufbahn verlässt und in eine andere Zelle eindringt. Dort verursacht es eine Zellstörung, die noch weitere subatomare Partikel aus der Bahn wirft. Das Resultat ist zelluläres Chaos.

Biomagnetische Heilung schafft einen Anreiz zur Wiederherstellung des zellulären Gleichgewichts auf subatomarer Ebene und stoppt den zerstörerischen Dominoeffekt der freien Radikale.

Es ist möglich, den Molekülen im Wasser den richtigen Spin zu vermitteln, indem man es der Wirkung eines magnetischen Südpols aussetzt. Und durch ein Nordpol-Magnetfeld wird Wasser energetisiert. Beide Ziele erreicht man durch den Einsatz eines bipolaren Magneten.

Im Folgenden soll es darum gehen, wie Wasser belebt werden, dann wie es energetisiert werden und wie durch Magnetisierung sein Molekül-Spin korrigiert werden kann.

15.

Experimente rund um die Welt

Überall auf der Welt werden Versuche angestellt und ausgewertet, die Lösungen für die Behandlung von Wasser bringen sollen, das uns mehr Energie und Lebenskraft bietet.
Einige davon sollen mit ihren Ergebnissen kurz vorgestellt werden.

1. Der Orgon-Beamer

Dieses Gerät wird in Europa und in den USA zur Produktion energetisierten Wassers eingesetzt. Es arbeitet mit Orgon-Energie (mehr dazu in meinem Buch *The Secret Power of Orgone Pendulum*), ist mit Inertgas gefüllt und außen mit reinem Gold beschichtet. Der Beamer korrigiert den Spin des Wassers, das danach die Meridiane im Körper harmonisieren soll.

2. Revitalisierer

Wasser-Revitalisierer mit hochenergetischem Wasser in einem verchromten Kupferbehälter werden über dem Wasserhahn angebracht. Dank des Induktionseffekts wird das Wasser, das an der Röhre vorbeifließt, ebenfalls energetisiert.

3. Energie-Stimulator

Der von Stanislaw Adrian Wosinski erfundene Stimulator verfügt über eine bestimmte räumliche Konstruktion, das sogenannte Modularelement der Energietransformation.
Bei dem Stimulator handelt es sich um eine Keramikscheibe in einer 10 Zentimeter starken Edelstahlumhüllung. Auf der Keramikscheibe sind mehrere magnetische Elemente von exakt definierter Größe und Stärke angebracht. Diese erzeugen ein komplexes Magnetfeld von speziellem Format. Ein mitgeliefertes Drahtglas enthält nach Herstel-

lerangaben eine programmierte Heillösung, welche die Clusterstruktur des Wassers so verändern soll, dass es mehr Sauerstoff aufnimmt. Es löscht auch Erinnerungen an Schadstoffe aus dem Wassergedächtnis.

4. *Living Water System*

Erfinder Johann Grander hat Viktor Schaubergers Ideen übernommen und damit improvisiert. Sein Filtersystem produziert nach Grundsätzen der Homöopathie Energiewasser. Durch eine Kombination aus Implosion und homöopathischer Anwendung wird Wasser mit einer bestimmten Schwingung erzeugt. Dieses wird in eine Halterung eingefasst und an der Wasserleitung angebracht. Wenn das Wasser durch eine speziell dafür konstruierte Einheit fließt, werden Resonanzschwingungen an es abgegeben, was das fließende Wasser wieder energetisiert, seinen Spin korrigiert und das schädliche Gedächtnis auslöscht. (Näheres in dem Buch *Lebendes Wasser* von Olof Alexandersson.)

5. Wasserwirbler

Diese kleine handliche Einheit besteht aus einer kegelförmigen Edelstahlfeder in einem Trichter. Die Feder ist so geformt, dass sie einen Wasserstrudel erzeugt (siehe Kapitel 16).

Man gießt das Wasser in den Trichter, der einen Strudel erzeugt, welcher wiederum dem Wasser Energie zuführt.

6. Energietasse

Der deutsche Ingenieur und Wasserforscher Manfred Bauer hat diese Tasse erfunden, als er selbst an Krebs erkrankte. Ihn beschäftigte die Frage, warum Krebszellen entstehen und sich vermehren. Bauer fand heraus, dass sämtliche Materie aus links- oder rechtsdrehenden Molekülen besteht. Er entdeckte ebenfalls, dass gesunde Zellen nach links drehen, Krebszellen aber nach rechts. Gewöhnliches Leitungs- und Brunnenwasser weist, auch das fand er heraus, dieselben rechtsdrehenden Moleküle auf, während frisches Felsquellwasser linksdrehend ist.

Im französischen Wallfahrtsort Lourdes gibt es eine Grotte mit einer Quelle, an der eine legendäre

Marienerscheinung stattgefunden haben soll und der man Wunderheilungskräfte zuschreibt. Seit todkranke Menschen dorthin pilgern, wurden Hunderte von Fällen aufgezeichnet, in denen es zu einer anschließenden Heilung kam. Nach genauer Untersuchung des Wassers aus der Quelle, in die die Kranken sich mit dem ganzen Körper begeben, kam Bauer zu dem Ergebnis, dass es linksdrehend war. Dieses linksdrehende Wasser besitzt ihm zufolge eine gewaltige Energie, die von den Menschen aufgenommen wird. Rechtsdrehendes Wasser hingegen nimmt den Menschen die Energie und lässt sie kraftlos zurück. Gute Wasserfiltersysteme wie die Umkehrosmose können nun alle Verschmutzungen aus dem Wasser entfernen. Doch die gesundheitsschädliche Rechtsdrehung bleibt erhalten, so dass auch das gefilterte Wasser niemandem sehr guttun kann.

Nach langjähriger Forschung entwickelte Bauer eine Tasse, in der sich die Wassermoleküle von rechts- zu linksdrehenden wandeln; das dauert ca. zwei Minuten pro Tassenfüllung. Die »Energietasse« besteht aus einem Spezialkunststoff, der einen Hohlraum mit linksdrehendem Wasser in sich birgt und so versiegelt wird. Wird nun Wasser mit rechtsdrehenden Molekülen in die Tasse gefüllt, ändert sich deren Spin infolge von Induktion. Diese Tasse ist sehr beliebt in China, Japan und den USA. Es gibt viele Berichte von ihrer gesundheitsförderlichen Wirkung - bis hin zur Heilung von Diabetes.

16.

Wasserwirbler

Der Wasserwirbler ist ein simples kleines Gerät, mit dessen Hilfe ein starker Strudel in einer Flasche mit Wasser erzeugt wird. Er macht sich die Gravitationsenergie und die natürliche Vorliebe des Wassers für strudelförmige Bewegungen zunutze, um Wasser mit neuer Energie zu versorgen.

Der Wasserwirbler besteht aus einer Kunststoffröhre mit zwei Drähten und einem Mittelring darin. Benötigt werden zwei leere Wasserflaschen aus Kunststoff mit je 1,5 Liter Fassungsvermögen. Der Wasserwirbler passt auf jeden Standardverschluss.

Waschen Sie die Flaschen zunächst gründlich aus, und füllen Sie eine davon zu drei Vierteln mit Wasser. Schrauben Sie auf diese fast volle Flasche nun

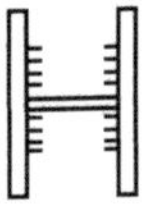

Wasserwirbler

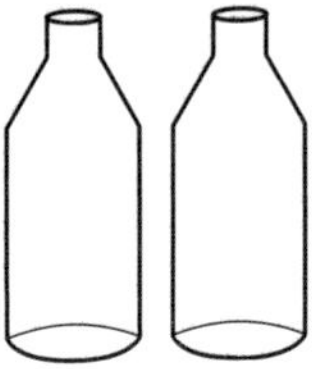

zwei leere Kunststoffflaschen

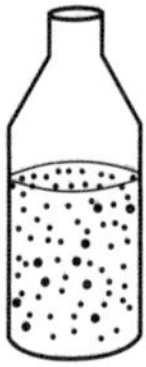

Eine Flasche zu 3/4 mit Wasser füllen.

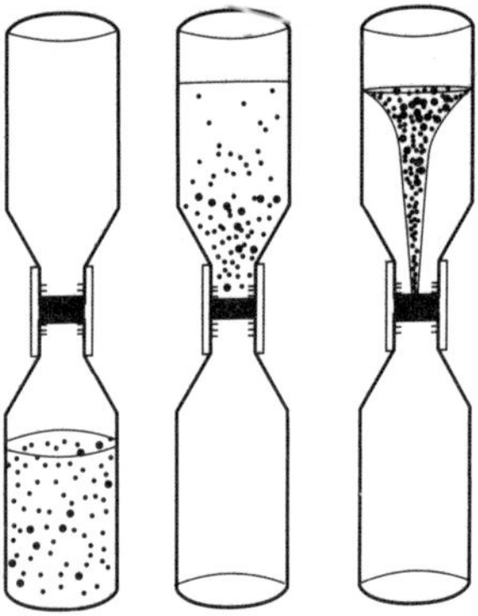

- Den Wasserwirbler auf die Flasche mit dem Wasser schrauben, die leere Flasche kopfüber ans andere Ende schrauben.
- Das Ganze langsam umdrehen.
- Wasser gegen den Uhrzeigersinn kreisen lassen.

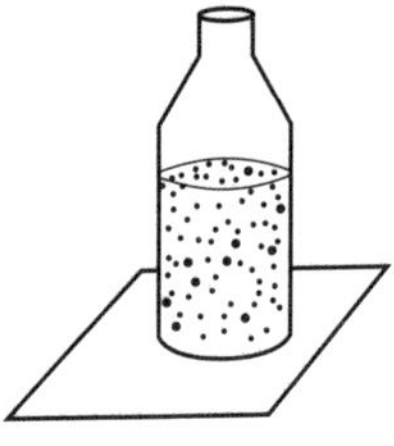

Magnetisiergerät an der Flasche behalten.

den Wasserwirbler. Nehmen Sie die leere Flasche, und schrauben Sie sie kopfüber ans andere Ende des Wasserwirblers. Achten Sie darauf, dass beide Flaschen fest schließend mit dem Wasserwirbler verschraubt werden, damit nichts danebenläuft.
Drehen Sie nun das Ganze langsam so um, dass die fast volle Flasche oben und die noch leere unten ist. Trotz des Lochs im Wasserwirbler-Ring fließt noch kein Wasser nach unten. Nehmen Sie die obere Flasche fest in beide Hände, und drehen Sie sie vier- bis fünfmal kräftig gegen den Uhrzeigersinn im Kreis. Das Wasser beginnt zu kreisen und durch das Loch nach unten zu fließen. Stellen Sie das Ganze jetzt gern auf dem Tisch ab. Das Kreisen des Wassers setzt sich von selbst fort, und oben bildet sich in der Mitte der Flasche ein schöner, deutlicher Strudel.
Wenn das anfängliche Kreisen nicht stark genug war und der Strudel zu schwach ist, hört der Wasserfluss vielleicht mittendrin auf. In diesem Fall beleben Sie ihn einfach, indem Sie die obere Flasche noch einmal kräftig mit der Hand kreisen lassen. Das fertige Wasser sollte fünf Minuten ruhen,

bevor es verwendet wird. Es hat dann sein volles Energiepotenzial zurück.

Hinweis:

Vergessen Sie nicht, dass ein Wasserwirbler nur ein Energetisierungsgerät ist, kein Filter. Das Wasser ist durch die Anwendung im Wasserwirbler allein noch lange nicht gesundheitlich unbedenklich. Benutzen Sie vor der Revitalisierung unbedingt einen guten Wasserfilter. Nur gefiltertes Wasser sollte in den Wasserwirbler gelangen. Doch der Wasserwirbler allein verbessert schon die Qualität des Wassers, das Sie trinken – auch ohne Filtersystem.

Magnetisierung

Der Wasserwirbler ist mit einer Magnetunterlage ausgestattet, die aus bipolaren Magneten besteht. Er kann also auf beiden Seiten gelagert werden - jede Seite hat einen Nord- und einen Südpol. Legen Sie die Unterlage auf einen Tisch, und stellen Sie die Flasche darauf. Für gute Ergebnisse muss die Flasche noch ca. 15 bis 20 Minuten so

stehen bleiben. Das Wasser kann nach ca. 20 Minuten im Magnetfeld getrunken werden - nach den Regeln des Wasserprotokolls aus Kapitel 2. Haben Sie die gewünschte Menge entnommen, stellen Sie die Flasche immer wieder auf die Unterlage zurück, damit sich die Magnetisierung wiederholen kann.
Der Magnet muss außerdem von elektrischen Geräten wie Mixern, Mikrowellenherden, Fernsehern, Stereoanlagen etc. ferngehalten werden und darf nicht in direkten Kontakt mit Wasser kommen. Keramikmagneten zerbrechen leicht, selbst wenn sie nur aus geringer Höhe zu Boden fallen. Es ist also sinnvoll, die Unterlage mit etwas Klebstoff auf dem gewünschten Tisch zu fixieren.

Tank für energetisiertes Wasser

Wasser wird in Europa und Japan seit über 20 Jahren genauestens erforscht. Mittlerweile gilt es als erwiesen, dass das Wasser eine entscheidende Rolle für unsere Gesundheit spielt, weil es Lebensenergie aufnehmen und an uns abgeben kann. In energetisiertem Wasser zu baden, ist die beste Rundumkur, die man sich gönnen kann. Durch die Haut wird die Prana-Energie viel schneller aufgenommen als durch den Magen. In einer 10-Minuten-Dusche entnehmen wir richtig energetisiertem Wasser dieselbe Menge Prana-Energie wie aus zwei Litern getrunkenem Wasser. Wasser zu energetisieren und genug davon für den Hausgebrauch zu speichern, ist ein einfacher Weg, die ganze Familie bei guter Gesundheit zu halten.

Für diese Aufgabe eignet sich natürlich ein Wassertank. Die handelsüblichen Tanks aus Kunststoff haben nun aber fast immer eine viereckige Form. In einer deutschen Studie wurde untersucht, ob die Form des Behälters irgendeine Auswirkung auf die Wasserqualität hat. Man bewahrte das Wasser tage- und monatelang in Behältern von unterschiedlicher Form auf und beobachtete die Algenbildung, Bakterienvermehrung, den Geruch und Geschmack des Wassers in dieser Zeitspanne. Man kam zu dem Schluss, dass die am besten geeignete Form für die Energetisierung von Wasser die eines Hühnereis ist. Diese Form wurde von der Natur mit genialer kosmischer Intelligenz und im besten Interesse der

Entwicklung des Kükens im Innern des Eis gestaltet. In der Natur gibt es keine Rechtecks- oder Würfelformen. Bei jeder Frucht, jedem Gemüse und jedem Korn finden wir glatte Kurven, niemals scharfe Kanten oder Winkel. Eine klare Vorliebe scheint es in der Natur für sphärische und zylindrische Formen zu geben. Die Sterne und Planeten sind kugelförmig, und Seen bilden meistens eine kreisrunde Grube. Zahllose weitere Beispiele sind überall in der Natur zu sehen. Eier von Tieren ähneln in ihrer Form mehr oder weniger dem Hühnerei. Die Form ist nicht kugelrund, sondern eine Hälfte entspricht eher einer leicht nach innen gewölbten Halbkugel, die andere Hälfte fast einer Kegelform. Wenn wir davon ausgehen, dass diese Form sich in der Natur durchgesetzt hat, weil sie am besten zum Schutz des Lebens geeignet ist, sollten wir dem ausgeklügelten Design der Eierschale auch größten Respekt zollen.

Bei dem Versuch kamen die Forscher also zu dem Schluss, dass das Ei die beste Form ist, um etwas am Leben zu erhalten - immerhin entwickelt sich darin auf kleinstmöglichem Raum ein vollständiger

Vogel. Es wurden daher extra Behälter in dieser Form gebaut, die aus zwei kubischen Parabeln bestanden, die man zusammenfügte. Das Wasser, das man in diesen eiförmigen Behältern aufbewahrte, zeigte keine vermehrte Algen- oder Bakterienbildung. Auch sein Geschmack verbesserte sich, so dass ein Hund, dem man dieses Wasser und normales Leitungswasser zur Wahl hinstellte, immer das Wasser aus dem eiförmigen Tank vorzog. Die Verwendung als Trink- oder Badewasser hat Berichten zufolge Haut und Haare sowie die Verdauung verbessert.

Natürlich ist es viel aufwendiger, einen solchen eiförmigen Tank selbst zu bauen, als einen vorgefertigten eckigen Kunststofftank zu verwenden. Aber die Mühe lohnt sich zweifellos.

Bauanleitung

Die Maße des Tanks sind sehr wichtig. In der Grafik sind die Innenmaße des fertigen Tanks angegeben - halten Sie sich exakt daran. Der Tank hat ein Fassungsvermögen von etwa 2000 Litern. Noch größere Maße sind möglich, sollten aber

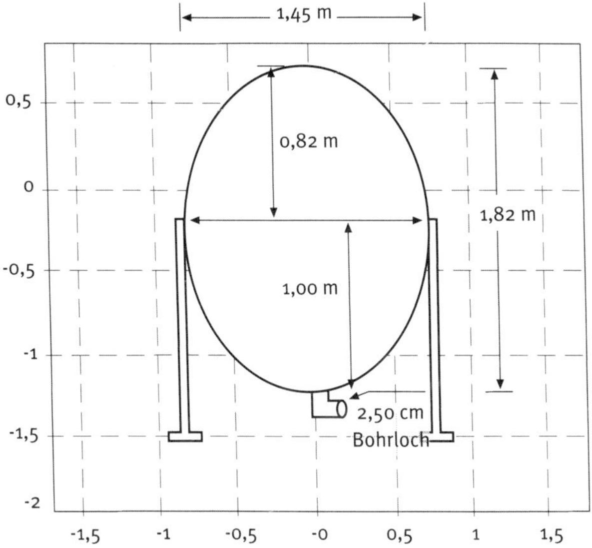

strikt proportional angelegt werden, so dass das ursprüngliche Verhältnis der Dimensionen erhalten bleibt.

Zunächst muss eine Bodenplatte gebaut werden. Diese Tragschicht kann aus Ziegelsteinen oder Walzbeton bestehen, darüber werden dann weitere Ziegelsteine und Zement gelegt. Die Aushöhlung in der Bodenplatte sollte so groß sein, dass der Tank darin bequem Platz findet und keinen weiteren Halt benötigt, um sicher zu stehen - mindestens 60 bis 70 Zentimeter tief. Verbleibende Lücken zwischen Aushöhlung und Tank werden später mit Zement geschlossen.

Der eiförmige Tank wird aus zwei Teilen gefertigt - Ober- und Unterhälfte.

Die Schale sollte aus gipsverkleidetem Maschendraht bestehen, der durch 6 Millimeter starke Stahlstäbe verstärkt wird. Formen Sie zuerst beide Hälften aus dem Draht. Wenn die Unterhälfte fertig geformt ist, drehen Sie sie mit der Spitze nach oben, und verkleiden Sie sie bis zu einer Höhe von ca. 60 Zentimeter unter der Kante mit Gips. Dann lassen Sie sie gut trocknen.

Wenn der Zement ausreichend ausgehärtet ist, heben Sie die gut getrocknete Unterseite in die Aushöhlung der Bodenplatte.

Dann werden die Lücken zwischen Schale und Aushöhlung mit Zement gefüllt. Nach einem Tag Trockenzeit wird die Gipsarbeit an den noch verbleibenden 60 Zentimetern der Unterhälfte erst

von außen und nach einer weiteren Trockenzeit von innen vervollständigt.
Danach wird der Drahtaufbau für die Oberhälfte auf die Unterhälfte aufgesetzt und bis ganz oben mit Gips verkleidet. An der Spitze kann ein Revisionsdeckel, nach Wunsch mit Griff, angebracht werden. Rohre für den Zu- und Abfluss werden oben und unten angebracht.
Viele Hausbesitzer bringen ihren Tank aus ästhetischen Gründen nicht gern gut sichtbar an. Das ist verständlich im Fall der unschönen dunklen Kunststoffungetüme, die bei uns im Handel üblich sind. Ihren eigenen handgefertigten, oval geschwungenen Wassertank können Sie hingegen dank seiner Formschönheit als reizvolles neues Element in die Architektur Ihres Hauses bzw. Grundstücks integrieren.

17.

Die ultimative Reinigung und Energetisierung von Wasser

Vor über dreißig Jahren verließ Harusuke Naito Japan, um an die New York State University zu gehen. Nach vier Jahren Studium und einem Wettkampfsieg im Schwimmen beim Universitäts-Sportverband NCAA kehrte er nach Japan zurück, um dort das olympische Schwimmteam zu trainieren. Naito interessierte sich sehr für die gerade neu aufkommende Disziplin der Sportmedizin. Er beteiligte sich aktiv an Forschungsprogrammen zur Gesundheit und Leistungsfähigkeit und war ein früher Verfechter des »Muskelgedächtnis-Trainings«. Naito war beeindruckt von der Gesundheit und Langlebigkeit bestimmter Völker wie der Hunzukuc aus Pakistan und einiger anderer aus verschiedenen Bergregionen der Welt. Er fragte sich, warum diese Menschen länger und gesünder lebten als andere. Nach langer Forschung kam Naito zu dem Ergebnis, dass das, was diese Völker alle gemeinsam hatten, ihre geografische Nähe zu Wasser aus Felsquellen von hervorragender Qualität war. Naitos Ziel war es, ein System zur Wasserreinigung zu finden, das auch anderen Menschen diese Vorteile des Wassers nutzbar machen würde; es müsste alle wichtigen Bestandteile natürlich vorkommenden Felsquellwassers bieten. Mit den Jahren gelang es Naito, sein System in einer Verbindung aus wissenschaftlichem Know-how und Naturbeobachtung immer weiter zu entwickeln. Daraus entstand ein System, das er als »Wellness-Filter« bezeichnet. Dieser Filter, den auch das japanische Gesundheitsministerium ausgedehnten Untersuchungen unterzog, errang bei einer Ausstellung im Washingtoner Smithsonian Institute 1999 den ersten Platz. In den USA wurde er nochmals vom Hippocrates Health Institute aus West Palm Beach in Florida getestet. Zum Abschluss der Studien kommentierte Institutsleiter Brian Clement: »Nachdem wir im Institut zu diesem Wasserfilter gewechselt sind, konnten wir eine Verbesserung im Blutbild und in der Blutresonanz der Patienten feststellen. Wir meinen, dass alle, die mit einer Erkrankung kämpfen oder sich bestmöglich gesundheitlich schützen wollen, dieses erstaunliche System verwenden sollten.«

Gereinigtes und belebtes Wasser

Japan ist die weltweit führende Nation, was Geräte für die Zubereitung belebten Wassers betrifft. Viele Geräte wurden dort schon ausführlichen Tests durch anerkannte medizinische Einrichtungen unterzogen.

Auch der Wellnessfilter wurde 20 Jahre lang vom Gesundheitsministerium und von verschiedenen Krankenhäusern untersucht und bewertet. Er soll das Wasser nicht nur von schädlichen Stoffen befreien, sondern zusätzlich magnetisieren und energetisieren.

Dieses Filtersystem ist aber nicht überall auf der Welt erhältlich. In den USA ist er auf dem Markt eingeführt und (als Einzel-Küchenfilter) für rund

600 US-Dollar erhältlich. Ein eindeutiger Vorteil des Filters ist, dass er ohne Strom auskommt und nicht gewartet werden muss. Ein Filtergerät hält ca. 20 Jahre, und es sind keine chemischen Zusätze nötig - es ist sehr bequem im Gebrauch.

Gesundheitsleistungen

Wir leben in einer neuen Zeit des Gesundheitsbewusstseins. Kaum jemand nimmt keine Nahrungsergänzungsmittel ein, probiert eine neue Diät aus oder versucht, auf dem Heimtrainer Körperfett loszuwerden - um gesünder zu leben und um besser auszusehen. Das gesteigerte Bewusstsein für die körperliche Fitness hat zu einer nie da gewesenen Hinwendung zu natürlichen und ganzheitlichen Heilmethoden geführt - selbst innerhalb der konventionellen Medizin!
US-Bürger geben mehr als 30 Milliarden Dollar pro Jahr für Nahrungsergänzungsmittel, Kräuter und alternative Therapien aus. Zehntausende von Ärzten, Chiropraktikern und Angehörigen anderer Heilberufe nehmen diese Mittel sogar in ihre Praxisempfehlungen auf.

Leider ist es trotz der neuen Offenheit in der Ärzteschaft noch immer gang und gäbe, bei aller Wertschätzung für Naturheilmittel doch das wichtigste Element von allen zu übersehen oder zu unterschätzen: das Wasser. Egal, welches spezielle Gesundheitsziel nun angestrebt wird, und egal, mit welcher Art von Programm - niemand kann perfekte Gesundheit erreichen, ohne ausreichend viel von dem richtigen Wasser zu trinken! Sämtliche Experten sind sich einig, dass Wasser neben der Atemluft der wichtigste Stoff ist, den wir unserem Körper je zuführen.

Es überrascht, dass derart viel Zeit und Geld in Nahrungsergänzung, Bio-Lebensmittel und Naturheilmittel fließt, während der Qualität und Wirkung unseres Trinkwassers (das wir schließlich zur Einnahme oder Zubereitung all dieser Dinge brauchen) so wenig Aufmerksamkeit geschenkt wird.

Rückstände von Nitraten, Pestiziden, Schwermetallen, radioaktiven Verbindungen, Petrochemikalien und Parasiten lassen sich im Leitungswasser leicht entdecken. Und die vorhandenen Giftstoffe werden uns noch deutlich gefährlicher, da dem Wasser überall auch noch zwingend Chlor zugesetzt wird. Die US-Umweltbehörde EPA (Environmental Protection Agency) berichtet, dass diejenigen, die über lange Zeiträume gechlortes Oberflächenwasser (aus Seen, Flüssen oder Brunnen) trinken und darin baden, ein um 50 Prozent erhöhtes Risiko tragen, an Krebs zu erkranken. Die meisten wissen auch gar nicht, dass sie durch eine Dusche von zehn Minuten bis zu 600 Prozent mehr Schadstoffe in sich aufnehmen als durch die gesamte Trinkwassermenge des Tages. In den Städten ist das Trinkwasser normalerweise mit MTBE verseucht, einem Zusatz in Kraftstoffen, der in unser Grundwasser tropft, seit das Automobil und sein Auspuff die Straßen erobert haben. Schon in einer Konzentration von nur zehn Teilen auf eine Milliarde wird MTBE für krebserregend gehalten, und keine städtische Wasseraufbereitungsanlage kann es entfernen.

Verschmutzungen wie diese versuchen die Stadtbewohner mit Filtersystemen wie der Umkehrosmose oder ultravioletten Sterilisation zu begegnen. Viele bevorzugen auch Mineralwasser in Flaschen – doch auch dabei gibt es keine Garantie, denn

»schadstoffarm« heißt noch lange nicht »gut für unsere Gesundheit«! Doch die Verbraucher und auch die meisten Experten der Heilberufe wissen gar nicht, auf welche Weise Wasser am besten behandelt und aus welchen Quellen es getrunken werden sollte.

Die Ignoranz gegenüber der richtigen Art von Trinkwasser kann die Wirkung von Nahrungsergänzungen oder Fitnessprogrammen aller Art stark hemmen oder zunichtemachen. Es gibt einen gravierenden Unterschied zwischen den einzelnen Filtersystemen. Je nachdem, welches System wir anwenden und wie wir das Wasser zu uns nehmen, kann gefiltertes Wasser unsere Gesundheit positiv oder eben auch negativ beeinflussen.

Die Bedeutung des Wassers

Wasser hilft dem Körper, Nährstoffe ins Blut aufzunehmen und zu den inneren Organen zu transportieren. Ausreichend hydriert zu sein, macht den Körper immun gegen Nierensteinbildung, Blasen- oder Niereninfektionen und Verstopfung. Das richtige Wasser in ausreichender Menge unterstützt auch die schnelle Abführung von Gift- und Abfallstoffen.

Genügend reines Wasser zu trinken, vermindert nachweislich das Risiko, an Darm-, Brust-, Blasen- oder Nierenkrebs zu erkranken. Vor den Mahlzeiten ausreichend Wasser zu trinken, unterstützt die Gewichtsabnahme, da es der Verdauung hilft und das Hungergefühl reduziert.

Wasser »schmiert« Gelenke und Muskeln, hemmt Entzündungen, hilft bei der Wundheilung und verringert das Risiko bestimmter Verletzungen wie Zerrungen oder Verstauchungen. Wasser erhöht auch die geistige Leistungskraft - schon 7 Prozent Dehydrierung kann zu ernstem Kurzzeit-Gedächtnisverlust führen.

Da es so viele Vorteile bringt, viel Wasser zu trinken, gleichzeitig aber auch das Schadstoffrisiko so hoch ist, stehen die Verbraucher vor einem echten Dilemma, wenn sie nach dem »perfekten« Wasser suchen. Meist wird von Ärzten in diesem Fall destilliertes Wasser oder solches aus Umkehrosmosefiltern empfohlen. Manche raten auch zu gekauftem Mineral- oder zu Heilwasser. Doch keine dieser Lösungen ist ohne Nachteil und keine bietet tatsächlich optimal reines Trinkwasser.

Wellnessfilter

Mediziner und aufgeklärte Konsumenten auf der Suche nach Wasser von wirklich guter Qualität finden hier ein geprüftes und bewährtes System: der Wellnessfilter, der das Wasser nicht nur reinigt, sondern auch die Wasserqualität so verbessert, dass ein maximaler Nutzen in jedem der oben genannten Punkte daraus gezogen werden kann. Der Wellnessfilter ist ein gutes Beispiel dafür, wie aus einfachem Wasser nicht nur ein präventives, sondern auch ein heilendes Getränk gemacht werden kann.

Der Wellnessfilter wurde 1980 von besagtem Sportmediziner Harusuke Naito entwickelt, der nach dem »perfekten Wasser« für Olympiaathleten suchte. Naito war überzeugt, dass schon geringe Unterschiede in der Wasserreinheit, Oberflächenspannung oder im Mineralstoffgehalt die Zellfunktion und damit die sportliche Leistungsfähigkeit des Körpers beeinflussen konnten.

Als er nach langjährigen Tests 1984 den Wellnessfilter in Japan auf den Markt brachte, begann er gleichzeitig, mit seinem Unternehmen Tausende von Kundentestberichten über die Vorteile des Produkts zu sammeln.

Bald schon verwendeten viele Ärzte den Filter in ihrer Praxis und prüften diese Berichte gegen kontrolliertere Studien. Ende der 1980er-Jahre begannen dann einige Universitäten, die Wirkung des so gefilterten Wassers auf Tiere und Pflanzen zu testen, was den bei Menschen so häufigen Placebo-Effekt ausschloss. In allen drei Fällen wurde eine deutliche Verbesserung der Gesundheit und des Wachstums der Betroffenen festgestellt.

Anfang der 1990er-Jahre stellte das japanische Gesundheitsministerium genauere Untersuchungen über die Erfolge von Naitos Firma an. Das Ministerium führte eine eigene, unabhängige Test- und Evaluationsreihe durch und war überrascht, dass das Wasser, wenn es nach bestimmten Vorgaben eingenommen wurde, tatsächlich erfolgreich gegen viele degenerative Erkrankungen anging. Naitos Unternehmen kooperierte mit dem Ministerium

und stellte auch Forschungspersonal für unabhängige Studien zur Verfügung.
In einer dieser Studien ging es um 300 Männer und Kinder, die unter schweren Hautkrankheiten litten. Man ließ sie in mit dem Wellnessfilter gefiltertem Wasser baden und gab es ihnen auch zu trinken. Mehr als 80 Prozent der Erkrankungen (meist starke Ekzeme oder Akne) verschwanden innerhalb von drei bis vier Monaten vollständig – ohne zusätzliche Medikamente oder Salben.
Mitte der 1990er-Jahre stellte Naito zwei der Wirkelemente, die für sein Filtersystem geschützt sind, dem Gesundheitsministerium zwecks Prüfung und Freigabe zur Verfügung. Es handelte sich um die Mineralgesteine Taicho-seki und Bakuhan-seki, die nur in Japan vorkommen. Nach ausgiebigen Tests bestätigte das Ministerium ihre medizinische Wirkung und gab sie zur medizinischen Verwendung frei – die einzigen zwei Minerale, die in der Geschichte des Ministeriums je als Naturheilmittel anerkannt wurden!
1999 kam der Filter erstmals in die USA – für die Teilnahme an einer Ausstellung über natürliche

Heilmethoden. Im selben Jahr setzte der berühmte japanische Krebsforscher und Arzt Dr. Tadahiro Hotta den Wellnessfilter für die Behandlung von 300 Krebspatienten im Endstadium ein. Zur Behandlung gehörten vegetarische Ernährung, intravenöse Vitamin-C-Gaben und ein spezielles Wassertrinkprotokoll mit Wasser aus dem Filter. 2001 war bei 75 Prozent der Patienten ein Rückgang der Krankheit zu verzeichnen. Diese Arbeit überzeugte, auch wenn Dr. Hotta darüber noch keine Aufzeichnungen veröffentlicht hat, Tausende weitere japanische Ärzte, den Wellnessfilter ebenfalls ihren Patienten zu empfehlen.

Im Jahr 2000 wurde der Wellnessfilter in den USA eingeführt - zunächst vor allem in Testprogrammen und Studien. Auch diese Untersuchungen bestätigten die Berichte aus Japan. Der Filter erhielt wirksame Unterstützung von einer renommierten amerikanischen Krebsklinik, und das US-Diabetes-Resource-Center hat das Produkt als »förderlich« eingestuft.

In 17 Jahren erhielt der Wellnessfilter bemerkenswert einhellige Zustimmung und erreichte über

400.000 zufriedene Anwender. Er wurde von den japanischen Wasserwerken unabhängig getestet und geprüft und als den Regulationen entsprechend befunden - nicht nur in Japan, sondern auch von der amerikanischen Water Works Association. Außerdem wurde der Filter einer Langzeitstudie durch verschiedene Ärzte und Universitäten unterzogen, bei denen zahlreiche gesundheitsförderliche Effekte festgestellt werden konnten. Dieses ungewöhnlich großflächige Feedback ist es auch, das den Wellnessfilter von anderen Wasserbehandlungsgeräten unterscheidet - und nicht nur konkret auswertbare Daten, sondern auch viele Tausend anekdotische Berichte waren die Folge.

In Japan versucht man durchzusetzen, dass der Filter in allen öffentlichen Bädern eingesetzt wird. Das japanische Gesundheitsministerium ließ ein Großfiltersystem in all seinen Krankenhäusern installieren.

Der Wellnessfilter ist mehr als nur ein Wasserfilter. Er verändert erwiesenermaßen die physikalischen Eigenschaften des Wassers, z. B. Oberflächenspannung, Löslichkeit und seine Fähigkeit zur Oxidationsreduktion. Diese Veränderungen sieht man als Grund für die konkrete Heilwirkung an, die so viele Anwender des Filters erfahren haben.

Einzigartig an diesem Filter ist, dass ihn alle gesundheitsförderlichen Mineralien ungehindert passieren und nur die unerwünschten eliminiert werden. Kein anderes Filtersystem leistet das.

Mineralien im Trinkwasser werden besser absorbiert als solche in der Nahrung, bestätigt der Mineralstoffwechselexperte Dr. John Somerson.

So funktioniert's

Um zu verstehen, wie der Wellnessfilter seine Heilwirkung entfaltet, stellt man ihn sich am besten in zwei Zonen aufgeteilt vor. In der ersten geht es nur um die Reinigung, dort werden Verschmutzungen entfernt. Das Ergebnis ist reines, natürlich schmeckendes Wasser. In dieser Zone wirkt ein Doppelbett aus hochaktivem Kohlenstoff auf Kokosnussbasis – der feinste und aufnahmefähigste Kohlenstoff überhaupt. Er sorgt dafür, dass organische Verunreinigungen, Chlor und seine Verbindungen sowie unerwünschte Gerüche entfernt werden. Davor befindet sich eine Schicht Vulkansand zur präzisen Beseitigung nicht gelöster Stoffe, von Parasiten und Bakterien. Die Kombination aus Kohlenstoff und Sand entfernt auch Pestizide, polychlorierte Biphenyle und MTBE.

Die zweite Zone des Filters ist die erweiterte Funktionszone. Hier gibt es fünf weitere Schichten von Wirkelementen - und jedes hat einen ganz speziellen Effekt auf das Wasser. Die ersten drei Ebenen bestehen aus einer Schicht ferninfrarot strahlender Keramikelemente, die zwischen zwei Schichten Magnetit eingeschlossen sind (einem natürlich vorkommendem Magneteisenerz). Das Ferninfrarot-Element besteht aus pulverisiertem Tenko-seki-Stein, einem seltenen japanischen Mineral, der bei Kontakt mit Wasser negative Ionen produziert. Diese wiederum schaffen ein negatives Oxidations-Reduktions-Potenzial im Wasser, welches freie Radikale beim ersten Kontakt neutralisiert. Anders als elektrisch betriebene Wasser-Ionisatoren, die aus negativen Ionen hochbasisches Wasser herstellen, sorgt dieser Filter für Wasser, das freie Radikale auf natürliche Weise neutralisiert und die übliche

Funktion von Krebszellen so unterbricht. Um die Magnetitschicht herum liegen noch zwei starke Magnete, die ein sehr intensives Magnetfeld erzeugen. Wenn das Wasser hindurchfließt, werden einzelne Wassermoleküle linear ausgerichtet und bilden sogenannte Microcluster. Das senkt die Oberflächenspannung des Wassers und erhöht seine Löslichkeit. Mit geringerer Oberflächenspannung kann Wasser schneller und gründlicher durch Oberflächen dringen. Eine höhere Löslichkeit löst mehr Stoffe darin auf oder hindert bereits aufgelöste Festkörper daran, sich abzulagern. Der kombinierte Effekt ist ein stark hydrierendes Wasser, das Nährstoffe schneller durch die Membranen hindurch und Abfallstoffe schneller aus dem Körper heraus transportiert. - In Japan glaubt man, dass dies der Grund ist, warum der langfristige Konsum von mit dem Wellnessfilter gefilterten Wasser bestimmte Beschwerden wie Nierensteine der verstopfte Arterien rückgängig zu machen scheint. Es erklärt auch, warum das Wasser besonders effektiv Schwermetalle abtransportiert, ohne gleichzeitig wichtige Mineralstoffe mitzunehmen.

Die beiden letzten Schichten der erweiterten Zone bestehen aus den seltenen Gesteinen Bakuhan und Taicho, die das japanische Gesundheitsministerium offiziell als Heilsteine zertifiziert hat. Taicho fungiert als natürlich antibakterielles Fungizid. Wasser, das so behandelt wurde, beschleunigt den Heilprozess bei Hautkrankheiten und Ausschlag. Bakuhan passt den Basengehalt des Wassers an und überführt den Körper in einen natürlich basischen Zustand. Er reichert das Wasser außerdem mit bestimmten Mineralstoffen an - etwa Magnesium, Kalium und Kieselsäure -, die erwiesenermaßen bestimmte Zellfunktionen und biochemische Reaktionen verbessern.

Kosten

Wenn die Anschaffung eines solchen Filters auch nicht ganz billig ist, sind die Ausgaben auf längere Sicht doch vergleichsweise günstig, wenn man die lange Haltbarkeit und Wartungsfreiheit des Geräts bedenkt. Mit dem Wellnessfilter erhält man reines Wasser mit ganz natürlichem Geschmack für einen wesentlich geringeren Preis als Mineralwasser in Flaschen.

Vorteile

Ärzte sind sich einig, dass die wichtigste Grundlage für eine gute Gesundheit und Ernährung durch das Trinken von ausreichend reinem Wasser geschaffen wird. Wasser ist nicht umsonst das Lebenselixier der Erde, und die richtige Funktion von fast allen uns bekannten Lebensformen hängt von einer ausreichenden Hydrierung ab.
Der Wellnessfilter schafft dafür die richtigen Voraussetzungen. Er verändert die Eigenschaften unseres Leitungswassers so, dass frisches, reines und energiereiches Wasser entsteht, das dem weltberühmten Wasser der »Hundertjährigen«, der Hunzukuc im pakistanischen Karakorum-Gebirge nachempfunden wurde.
Nach 17 Jahren Langzeitgebrauch und -tests in Japan weist eine überzeugende Menge an Berichten, Daten, Studien und Erfahrungen auf die offensichtlichen Vorteile des Wellnessfilters hin. Die Daten entstanden auf der Basis der innerlichen (Trinken) und/oder äußerlichen (Baden) Anwendung von so gefiltertem Wasser. Maximale Verbesserung trat ein, wenn die Patienten ein bestimmtes

Trinkprotokoll (s. u.) über Trinkzeiten und Wassermenge einhielten.

Trinkprotokoll

Auf der Grundlage jahrelanger Beobachtungen über die richtige Menge und den richtigen Zeitpunkt des Wassertrinkens wurde zur Orientierung ein offizielles Protokoll aufgestellt. Dieses sieht vor, ca. 300 ml frisch zubereitetes Wasser gleich nach dem Aufstehen und ca. 30 Minuten vor jeder Mahlzeit zu trinken (nicht zusammen mit dem Essen!). Zwischen Frühstück und Mittagessen und zwischen Mittag- und Abendessen werden noch zwei oder drei zusätzliche 300-ml-Portionen Wasser getrunken.
Etwa zwei Stunden nach der letzten Mahlzeit des Tages wird ein letztes Glas Wasser von ca. 300 ml getrunken. Ob das Wasser eiskalt oder bei Raumtemperatur getrunken wird, bleibt dem individuellen Geschmack überlassen.

Bad- und Waschprotokoll

Bei der Wirkung des Wassers auf bestimmte Hautkrankheiten wie Ekzeme und Akne wurden die besten Ergebnisse erzielt, wenn die Betroffenen die erkrankten Stellen zweimal täglich und einmal vor dem Schlafengehen mit einem milden Waschgel und im Wellnessfilter gefiltertem Wasser reinigten. Stark befallene Stellen wurden zusätzlich zweimal am Tag 15 Minuten mit warmen Kompressen oder 15-Minuten-Bädern behandelt.

Weitere Vorteile

Der Filter entfernt alle Schadstoffe aus dem Wasser, stellt aber anders als handelsübliche Systeme gleichzeitig stabilisiertes, energiereiches Wasser her, das dem Bindegewebe und den Knochen kein Kalzium oder andere wertvolle Mineralien entzieht.

Bakterien- und Pilzstopp

So gefiltertes Wasser hemmt die Vermehrung von Bakterien und Pilzen - nützlich in stehenden Behältern wie Toiletten oder Gartenteichen, auf der Schale von Obst und Gemüse oder im Filtergehäuse selbst.

Verbesserte Reinigungskraft

Gefiltertes Wasser entfernt unerwünschte Rückstände wie Pestizide, Chemikalien, Bakterien oder Schmutz effektiv von der Schale von Obst oder Gemüse, von Böden, Tellern, Reagenzgläsern, Kochtöpfen, Kleidung usw. Auf mit diesem Wasser geputzten Glas- und Stahlflächen bleiben weniger Flecken zurück.

Verbesserter Geschmack

Lebensmittel und Getränke, die mit gefiltertem Wasser zubereitet werden, haben keinen unangenehmen Beigeschmack (von z. B. Chlor oder Schwefel wie im Leitungswasser) und schmecken besser durch die höhere Löslichkeit geschmacksintensiver Bestandteile im behandelten Wasser.

Desodorierung

So gefiltertes Wasser kann von Oberflächen und aus der Luft unangenehme Gerüche beseitigen, indem man etwas davon mit einer Sprühflasche direkt über die Oberfläche sprüht oder das gefilterte Wasser offen im Kühlschrank stehen lässt.

Entkalkung

Selbst wenn der Filter gelöstes Kalzium und Magnesium nicht entfernt, hat das darin gefilterte Wasser doch alle Eigenschaften entkalkten Wassers - es löst Seife gründlicher und hinterlässt keine Rückstände auf den Materialien oder am Körper.

Vergleich mit anderem Wasser

Wasser ist die mit Abstand bedeutsamste Flüssigkeit, die wir je zu uns nehmen, und doch wird sie von der medizinischen Fachwelt kaum beachtet oder verstanden. Im Folgenden werden vier Wasserarten, die Ärzte weltweit regelmäßig empfehlen, im Vergleich mit Wasser aus dem Wellnessfilter vorgestellt.

Destillation und Umkehrosmose

Die zwei vielleicht üblichsten Empfehlungen für behandeltes Wasser gelten dem destillierten Wasser und dem Wasser, das durch Umkehr-Osmose gefiltert wurde. Beide Sorten sind äußerlich sehr rein, auch wenn beide Schadstoffrückstände im Wasser zulassen, sofern deren molekulare Größe der des Wassers ähnelt. Leider sind sich viele nicht darüber im Klaren, dass ultrareines Wasser sich als reguläres

Trinkwasser nicht am besten eignet und langfristig sogar ein Gesundheitsrisiko darstellt. Das liegt vor allem an der Chemie des Wassers selbst.

Wassersorten wird ein sogenannter »Stabilitäts-Index« zugeordnet, der angibt, wie stabil sich das Wasser im Verhältnis zu den Chemikalien und Mineralien in seiner direkten Umgebung verhält. Von Natur aus strebt das Wasser einen neutralen Index von Null an. Besitzt es bei einer bestimmten Temperatur einen positiven Indexwert, dann gibt oder lagert es gelöste Mineralstoffe ab. Die deutlichsten Beispiele für so ein Verhalten positiv indizierten Wassers sieht man, wenn es in Rohren oder in Wasserkochern zu sichtbaren Kalkablagerungen kommt. Auf der negativen Skala des Indexes verhält das Wasser sich aggressiver und neigt dazu, Mineralien und Metalle aus seiner unmittelbaren Umgebung aufzulösen. Die Resultate sieht man an korrodierten Rohren und an Rost. Je höher die negative Indexzahl, desto aggressiver das Wasser.

Wasser, das durch Destillation oder Umkehrosmose entsteht, hat einen extrem negativen Stabilitäts-Index. Dieses Wasser nimmt aktiv Kohlendioxid aus der Luft auf und macht das Wasser saurer. Kleine Mengen davon über kurze Zeiträume getrunken nehmen die Giftrückstände im Körper auf und entfernen sie. Diese Entgiftung tut dem Körper gut. Doch trinken wir über lange Zeiträume hinweg regelmäßig solch utrareines Wasser, dann raubt es dem Körper auch spürbar Magnesium, Kalzium und Spurenelemente, die er braucht.

Je mehr Mineralien wir auf diese Weise verlieren, desto stärker werden Mineralstoffmangel und Übersäuerung spürbar und desto größer wird das Risiko von Osteoporose, Osteoarthritis, Schilddrüsenunterfunktion, Herzkranzgefäßerkrankungen, Bluthochdruck und vielen anderen degenerativen Erkrankungen, die man im Allgemeinen mit vorzeitiger Alterung in Verbindung bringt.

Viele Ärzte und Ernährungsforscher halten Alter und Krankheit heute für die direkten Folgen dieses Mangels und dieser Übersäuerung. Der kanadische Arzt und Ernährungsspezialist Dr. Zoltan P. Rona erklärt, dass das Trinken demineralisierten Wassers auf Dauer zu ernsthaftem Mineralstoffmangel und ernsten Schädigungen führt. Seine Studien an über

3000 Patienten zeigen, dass diejenigen, die zu ihrem ultrareinen Wasser Mineralergänzungsmittel einnahmen, nicht ganz so stark unterversorgt, aber noch immer nicht so gut mit den nötigen Mineralien ernährt waren wie alle, die kein gereinigtes Wasser tranken.

Der Wellnessfilter produziert auch sehr reines Wasser, doch es ist noch mit Mineralstoffen angereichert und muss sie nicht wie destilliertes Wasser dem Körper entziehen. In Tierversuchen bewirkte das Wellnessfilter-Wasser stärkere Knochen und eine dichtere Muskelmasse als destilliertes, Umkehrosmose- oder gewöhnliches Leitungswasser.

Ionisiertes Wasser

Wasser-Ionisatoren sind in manchen Ländern sehr beliebt, und auch einige Ärzte empfehlen diese Methode für reines Wasser. Diese Geräte reinigen das Wasser weniger, als dass sie es physikalisch verändern, indem sie große Mengen negativer Ionen durch Elektrolyse produzieren. Ionisatoren wurden in den späten 1960er-Jahren in Japan entwickelt. Sie bringen zwei verschiedene Wasserstrahlen hervor (einen positiv geladenen mit niedrigem pH-Wert und einen negativ geladenen mit hohem pH-Wert). Das negativ geladene Wasser ist Trinkwasser, und das positiv geladene wird fürs Blumengießen oder den Abwasch benutzt.

Das Gerät soll einen stetigen Pool negativer Ionen im Wasser erzeugen, der dann als Antioxidant fungieren soll. Auch wenn das japanische Gesundheitsministerium die Methode damals billigte, haben Langzeitstudien in jüngerer Zeit doch dazu geführt, dass das Ministerium eine offizielle Warnung an die Bürger herausgab, die sie vor den Gefahren des regelmäßigen Genusses von Wasser mit einem größeren pH-Wert als 9 warnte.

Der Wellnessfilter sorgt auf natürliche Weise für die begehrten negativen Ionen, ohne den pH-Wert über 8,5 in die Höhe zu treiben. Er benötigt keinen Strom, um die Ionen zu erzeugen, und eignet sich daher auch für die Ionisierung größerer Einheiten für die Dusche oder das ganze Haus. Auch werden nicht 50 Prozent des Wassers unbrauchbar gemacht wie bei den konventionellen Ionisatoren.

Mineralwasser

Immer mehr Menschen kaufen ihr Wasser in Flaschen, um an unbedenkliches Trinkwasser zu kommen. Doch kaum einer weiß, dass Mineralwasser keine weiteren Voraussetzungen erfüllen muss, als dass keine nicht gelösten Verschmutzungen oder lebenden Organismen (Bakterien) darin vorkommen dürfen und dass es geruchsneutral sein muss. Es ist nicht vorgeschrieben, wie viele organische Stoffe oder Schwermetalle sich darin befinden dürfen. Außerdem hat sich in jüngerer Zeit gezeigt, dass die künstlichen Weichmacher in den Kunststoffflaschen sich lösen und ins Wasser bzw. in den Körper übergehen können. Die Forschung über die eventuellen Schäden, die die Weichmacher im Körper anrichten, ist noch nicht abgeschlossen.

Fluoridentfernung

Gegenwärtig gibt es nur zwei absolut sichere Methoden, Wasser von Fluoriden zu befreien: Destillation und Umkehrosmose. Und obwohl beide Prozesse die Fluoride sehr effektiv beseitigen, rauben sie doch auch dem Körper seine Mineralstoffe.

Der Wellnessfilter entfernt effektiv die Spuren von radioaktiven Stoffen und Schwermetallen. Außerdem reagiert er noch mit weiteren Stoffen im Wasser durch die Bildung von Kalziumfluorid - welches man in natürlicher Form auch in Mineralquellen findet und was garantiert ungiftig ist sowie vom Körper vollständig über den Urin wieder ausgeschieden wird.

Schluss

Allen genannten Studien, Resultaten und Erfahrungen lässt sich entnehmen, dass der Wellnessfilter der ideale Filter für den Hausgebrauch ist. Aber die Kosten könnten abschrecken.

Die Alternative scheint Wasser aus einem anderen Filtersystem (UVM, Umkehrosmose) zu sein, das dann noch nachträglich »per Hand« energetisiert und magnetisiert werden kann. Das Wasser sollte dann unter ärztlicher Aufsicht und gemäß dem Trinkprotokoll getrunken werden.

Warnhinweis

Mit dem Trinkwasserprotokoll zu beginnen und gleichzeitig zu belebtem und magnetisiertem Wasser zu wechseln, ist etwas viel auf einmal für einen Organismus. Beginnen Sie damit, Ihre Trinkwassermenge und Ihre Trinkzeiten zu überprüfen. Ohne die Gesamtmenge zu verändern, passen Sie zunächst Ihre Trinkzeiten dem Wasserprotokoll an. Lassen Sie dem Körper vier Wochen Zeit, um sich an die Umstellung zu gewöhnen. Danach steigern Sie Ihren Trinkwasserkonsum schrittweise und Ihrem Körpergewicht entsprechend. Erst dann sollten Sie auch zu belebtem Wasser wechseln. Ein schlagartiger Wechsel in voller Menge erhöht die Energie plötzlich und kann sich störend auf den Schlafrhythmus auswirken.

Ersetzen Sie in der ersten Woche nur die frühmorgendliche Dosis mit energetisiertem Wasser. In der zweiten Woche nehmen Sie auch die zweite Dosis in Form von energetisiertem Wasser ein. Machen Sie in diesem Tempo von einem ausgetauschten Glas pro Woche weiter, bis Sie ganz zum Energiewasser übergewechselt sind.

Wenn Sie sich damit wohlfühlen, behandeln Sie das erste Glas nach dem Aufstehen zusätzlich mit Magnetfeldwirkung. Die restliche Tagesdosis bleibt beim Energiewasser. Manche behaupten zwar, man könne so viel magnetisiertes Wasser trinken, wie man wolle, doch die meisten sind der Ansicht, eine geringere Dosis sei sicherer - daher ist es ratsam, den Genuss magnetisierten Wassers auf ein Glas täglich zu reduzieren.

Nach etwa einem Monat mit Ihrem neuen Wasserprotokoll macht sich der Unterschied in Ihrer körperlichen und geistigen Fitness deutlich bemerkbar. Bleiben Sie dabei!

ÜBER DEN AUTOR

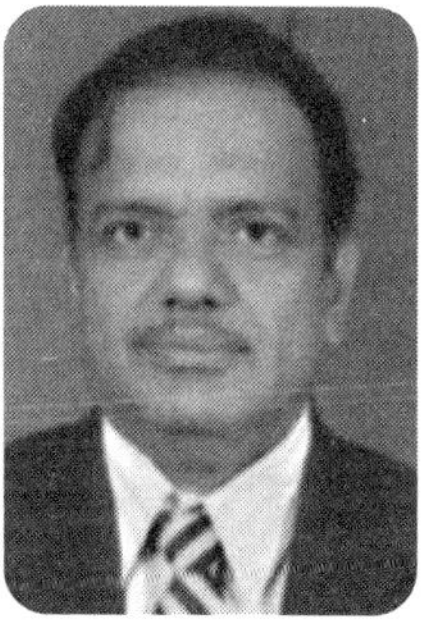

A. R. Hari schrieb auf seiner Suche nach einer Methode zur Verbesserung und Erhaltung der Gesundheit mehrere Bücher zu Vaastu, Feng-Shui, Farb- und Pyramidenenergien oder der Kunst des Pendelns.

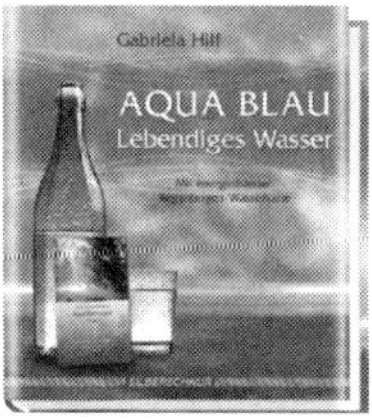

128 Seiten, gebunden
mit beiliegender Regenbogen-Wasserkarte
ISBN 978-3-89845-246-5
€ [D] 17,90

Gabriela Hilf

Aqua Blau – Lebendiges Wasser

Mit energetisierter Regenbogen-Wasserkarte

Wasser als Energiespeicher ist spätestens seit Masaru Emotos Forschungen vielen ein Begriff, und auch nahezu jeder weiß, wie wichtig es ist, seinem Körper nur hochwertiges Wasser mit harmonischer Ladung zuzuführen. Gabriela Hilf stellt nicht nur eindrucksvoll vor, welch tiefgreifende Rolle Wasser in unserem täglichen Leben spielt, sondern hat auch spezielle Wasser-Energie-Karten entwickelt, mit deren Hilfe selbst Leitungswasser zu Heilwasser umgewandelt werden kann.

Die einzelnen »Aqua Blau«-Wasser-Energiekarten:

Energiekarte mit Booklet, 16 Seiten, im Schuber · je € [D] 9,90

»Heiliges Wasser«
Selbstwertgefühl/Liebe
EAN 426007528011-0

»Gullfoss-Wasser«
Prüfungen bestehen/Weisheit
EAN 426007528009-7

»Abendsonnen-Wasser«
stärkt die Intuition/Anti-Stress
EAN 426007528014-1

»Blitz-Wasser«
Christusenergie/Beschleunigung
EAN 426007528013-4

»Godafoss-Wasser«
innerer Frieden
EAN 426007528008-0

»Regenbogen-Wasser«
Kraft
EAN 426007528012-7
(liegt auch dem Buch bei)

»Stein-Wasser«
Muster lösen/abnehmen
EAN 426007520006-6

»Blaue-Lagune-Wasser«
Dankeschön
EAN 426007528007-3

»Gletscher-Wasser«
Urvertrauen
EAN 426007528010-3

»Vollmond-Wasser«
manifestiert/Wunscherfüllung
EAN 426007528015-8

»Sternen-Wasser«
schenkt Freude/Happy-Wasser
EAN 426007528016-5

»Kreuz-Quell-Wasser«
Verantwortung leichter tragen
EAN 426007528005-9

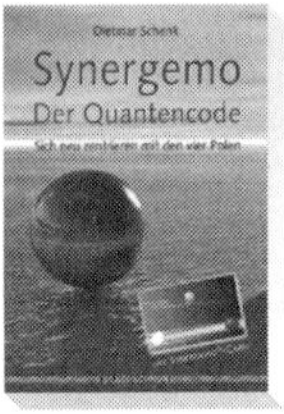

Dietmar Schenk

Synergemo – Der Quantencode

Sich neu zentrieren mit den vier Polen

160 Seiten, broschiert,
inkl. Synergemo®-Card
ISBN 978-3-89845-309-7
€ [D] 16,90

Im Mittelpunkt der Synergemo-Methode steht eine Energie, die der Autor den Vierpol nennt, und diese Energie macht tatsächlich die ganzheitliche Betrachtung aller Leiden möglich.
Nach der Lektüre werden Sie nicht nur ein anderes Verständnis für die destruktiven Auswirkungen von schlechten Gedanken und Gefühlen entwickelt haben, sondern auch jene in Synergemo neu definierte Energie selbst erleben können. Hierzu liegt dem Buch eine Energiekarte bei – Ihre Eintrittskarte zum Quantenuniversum.

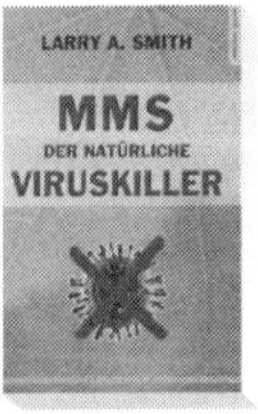

Larry A. Smith

MMS – Der natürliche Viruskiller

160 Seiten,
Klappenbroschur
ISBN 978-3-89845-312-7
€ [D] 14,90

MMS steht für Miracle Mineral Solution, wunderbare Minerallösung – und der Name scheint Programm zu sein:
Mehr als 75.000 Fälle von Malaria konnten erfolgreich behandelt werden, mehrere Aids-Patienten und zahlreiche Fälle von Hepatitis C, Tuberkulose bis hin zu Erkältungen – ohne Nebenwirkungen. Lesen Sie in diesem praktischen Ratgeber, bei welchen Krankheiten Sie diese neue Minerallösung anwenden können, wie sie herzustellen und zu dosieren ist sowie was Anwender zu berichten haben. Ein Buch über eine wundervolle Minerallösung, über MMS – die Hoffnung für ein gesundes Leben im 21. Jahrhundert.

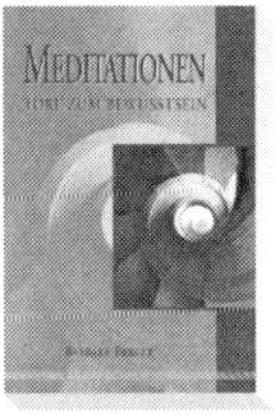

Barbara Berger

Meditationen

Tore zum Bewusstsein

Verschiedene Wege führen zur Erfahrung von glückseligen, erweiterten Bewusstseinszuständen, jener globalen Revolution, die in unserer Zeit stattfindet. Ein einfacher Weg zu diesem höheren Bewusstsein sind die Meditationen von Barbara Berger.

160 Seiten, broschiert
ISBN 978-3-89845-292-2
€ [D] 6,95

Die Bestseller-Autorin vermittelt fundiert und immer leicht nachvollziehbar verschiedene Meditationsformen. In gewohnt unkomplizierter Art erklärt sie neben praktischen Übungen, was den Meditierenden erwartet z. B., wie der Verstand beruhigt werden kann, wie man besser schläft, jünger aussieht oder effektiver arbeiten kann ...

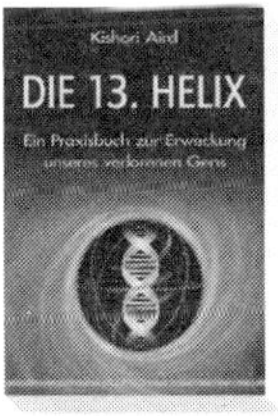

Kishori Aird

Die 13. Helix

Ein Praxisbuch zur Erweckung unseres verlorenen Gens

Wenn Sie bisher geglaubt haben, die Möglichkeit, den genetischen Code zu beeinflussen, wäre allein der Wissenschaft vorbehalten, dann irren Sie sich: Wussten Sie, dass die DNA über ein schwingendes, elektromagnetisches Feld verfügt, das auf unsere Gedanken und Gefühle reagiert?

328 Seiten, broschiert
ISBN 978-3-89845-290-8
€ [D] 18,90

Sie lernen, wie Sie selbst Ihren genetischen Code so verändern können, dass Sie lang ersehnte Ziele wie Gesundheit, Jugendlichkeit, innere Balance oder auch Selbstvertrauen mühelos erreichen.

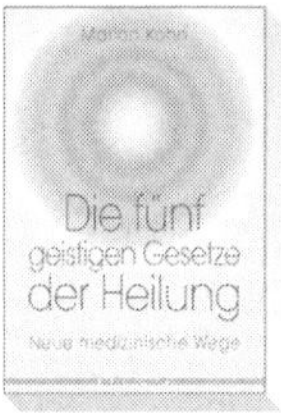

272 Seiten,
Klappenbroschur
ISBN 978-3-89845-293-9
€ [D] 16,90

Marion Kohn

Die fünf geistigen Gesetze

Neue medizinische Wege

Ein revolutionärer Ansatz zu einem neuen Verständnis von Heilung!
Möchten Sie wissen, warum man überhaupt »krank« wird? Möchten Sie wissen, warum man mit Krebs oder einer anderen Erkrankung reagiert, wenn man unerwartet aus der Balance gerät? Möchten Sie wissen, wie man wieder gesund werden kann, und brauchen Sie hierfür Unterstützung?
Die fünf geistigen Gesetze weisen Ihnen den Weg zu einem neuen Verständnis von Medizin.
Gönnen Sie sich Gesundheit und ein glückliches, harmonisches Leben.

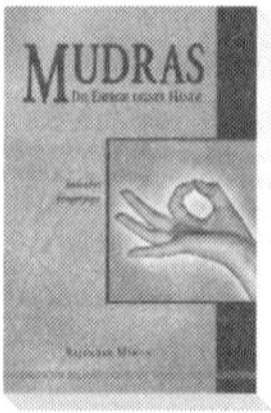

176 Seiten, broschiert
ISBN 978-3-89845-275-5
€ [D] 6,95

Rajendar Menen

Mudras – Die Energie deiner Hände

Indisches Fingeryoga

Die wohltuende Wirkung von Mudras, das Yoga der Hände, können Sie nahezu überall genießen. Mudras können zudem von absolut jedem erlernt werden, sie sind nie anstrengend und das ideale Heilmittel unserer Zeit. Der versierte indische Autor Rajendar Menen stellt die wichtigsten Mudras im Detail vor. Zudem wird eine ganzheitliche Sicht auf physisches und spirituelles Heilen sowie die richtige Ernährung und den Einfluss unserer Umgebung oder der Gedanken auf unser Wohlbefinden vermittelt – damit Sie ganz einfach rundum gesund sind!

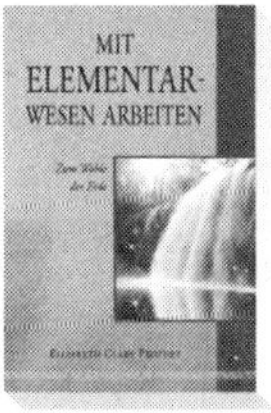

192 Seiten, broschiert
ISBN 978-3-89845-287-8
€ [D] 6,95

Elizabeth Clare Prophet

Mit Elementarwesen arbeiten

Zum Wohle der Erde

In vergangenen Goldenen Zeitaltern arbeiteten die Naturgeister und die Menschen Hand in Hand, und die Erde glich einem Garten Eden ...
Doch dann kam eine Zeit, in der die Negativität des Menschen Eingang in die Welt fand und die Arbeit der Elementarwesen enorm erschwerte. In diesem Buch werden Wege aufgezeigt, wie wir zurück zum »verlorenen Paradies« finden. Wir lernen, wieder im Einklang zu sein mit den Elementarwesen und sie in ihrer Arbeit zu unterstützen, um so erneut ein Goldenes Zeitalter für uns einzuläuten.

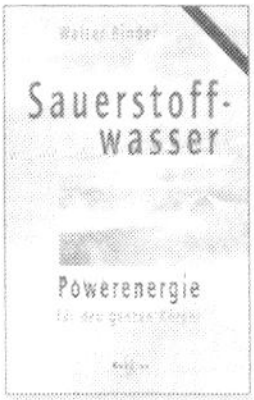

80 Seiten, broschiert
ISBN 978-3-937464-00-8
€ (D) 6,50

Walter Binder

Sauerstoffwasser – Powerenergie für den ganzen Körper

Ein einfaches und ungefährliches Mittel mit großer Wirkungsweise

Sauerstoffwasser ist ein natürliches Mittel, das wie Jogging alle Funktionen des Organismus anregt. Es ist ein ideales Powergetränk, auch während Entschlackungs- und Entgiftungskuren, denn vor solchen Kuren muss dem Organismus zuerst die nötige Energie zugeführt werden. Sauerstoffwasser regt in Verbindung mit geeigneten Pflanzenbegleitstoffen den Stuhlgang und die Nierenfunktion an, verbessert die Hautausscheidung und die Lymphzirkulation.